健康に長生きしたけりゃ
ゼラチンを食べなさい

科学ジャーナリスト
渡辺雄二

青志社

健康に長生きしたけりゃゼラチンを食べなさい

プロローグ

膝の痛みがとれて、肌もすべすべに

「肌がカサカサして痒い」「膝や腰が痛い」などで悩んでいる人は少なくないと思います。とくに歳を重ねるとともに、体の代謝が悪くなるので、こうした症状が現れやすくなります。そんな人には、「ゼラチンを食べて下さい」と言いたいと思います。

なぜなら、**皮膚、あるいは膝や腰の軟骨を形成しているのは、たんぱく質の一種のコラーゲン**であり、ゼラチンを食べることによって、**体内でコラーゲンが作られやすくなり、皮膚や軟骨がよい状態になる**からです。

私がこのことに気付いたのは、10年ほど前のことです。道を歩くときに右膝が痛むようになり、改善するいい方法はないものかと考え、軟骨の成分であるコラーゲンを補給することを思い立ちました。そして、ゼラチンパウダーを意識して食べるようになったのです。ゼラチンは、コラーゲンから作られるもので、体内で分解・吸収され、コラーゲン生成の原料になると思ったからです。

ゼラチンパウダーでコーヒーゼリーを作ったり、みそ汁やお茶に直接入れたりして食べました。ちなみに、ゼラチンパウダーはサプリメントではありません。通常の食品です。

すると、狙いは的中し、しばらくすると、膝の痛みがなくなっていったのです。おそらく膝の軟骨を形成しているコラーゲンが生成されやすくなったためだと思います。

さらに、思わぬ変化が現れました。手や腕、足の肌がやけにしっとりすべすべになってきたのです。それは、明らかに違う手触りでした。

そこで、私は周囲の知人や友人たちにゼラチンパウダーをすすめました。すると、私の言葉を信じてゼラチンパウダーを食べた人からは、「手や顔の肌がしっとりすべすべになった」などと、とても喜ばれました。

また、講演でも、ゼラチンパウダーの話を何度もしました。すると、参加者はとても関心を持ってくれました。おそらく実際にゼラチンパウダーを食べるようになった人も多いのではないかと思います。

さらに、ゼラチンパウダーには、もう一つ大きな働きがあります。それは、**血管を丈夫にすること**です。これは、血管の専門医も認めていることです。というのも、**血管の大半は、コラーゲンでできた線維で形成されている**からです。ちなみに、壊血《かいけつ》病《びょう》という歯茎や皮膚の血管が破れて出血する病気は、ビタミンC不足によって起こりますが、ビタミンCはコラーゲンの生成に不可欠だからです。このことでも、血管を健康に保つにはコラーゲンの生成が必要なことが分かると思います。

理論的にも裏付けられている

でも、「そんなうまい話は信じられない」という人もいると思います。しかし、今述べたことは、理論的にも間違いないことなのです。

人間の体は60〜75%が水で、次に多いのはたんぱく質で15〜20%ですが、そのたんぱく質のうち約30%はコラーゲンなのです。コラーゲンは、皮膚、血管、軟骨、骨、歯、眼、腱、内臓など全身に分布しているからです。とくに**皮膚には全コラーゲン量の40%もが存在し、20%は骨や軟骨に、残りは血管や眼などに存在している**のです。

したがって、**ゼラチンパウダーを食べることで、それが分解されてアミノ酸となり、それを原料としてコラーゲンがどんどん作られれば、まず皮膚がしっかり形成されて、「しっとりすべすべの肌」**になっていきます。さらに、**軟骨もしっかり形成されて、すり減った軟骨がもとに戻って、膝などの痛みがとれてくる**のです。

また、骨も丈夫になって、骨《こつ》粗《そ》鬆《しょう》症《しょう》になりにくくなりますが、このことは、動物実験やヒトの臨床試験で証明されています。加えて、全身に張り巡らされている血管も丈夫になって、脳出血や毛細血管からの出血などが起こりにくくなると考えられます。

ゼラチンパウダーは特別なものではありません。どこのスーパーでも売られているものです。ポピュラーなものとしては、「ゼラチン」（マルハニチロ食品）、「クックゼラチン」（森永製菓）などがありますが、他にもいろいろな製品が売られています。基本的には、豚や魚などから得られたコラーゲンが少し分解された状態のものがゼラチンで、それを乾燥させたものが、ゼラチンパウダーです。添加物は使われていません。ですから、安心して食べることができるのです。

しかも、コラーゲンのサプリメントなどに比べると、ゼラチンパウダーはとても低価格なのです。ですから、毎日食べても、家計の負担にはほとんどならないと思います。

ぜひ、みなさんも本書を読んで、ゼラチンパウダーの働きを納得していただき、実践していただきたいと思います。それが、健康に長生きするために大いに役立つことになるのです。

なお、**健康に長生きするためには、体によくないものを摂《と》らないようにすることも**重要です。さらに、**ゼラチン以外で体にいいものを積極的に摂ることも重要です。**それらについても、書き加えましたので、参考にしていただければと思います。

健康に長生きしたけりゃゼラチンを食べなさい＊目次

第1章　ゼラチンで肌がしっとりすべすべに

第2章　ゼラチンで膝の痛みがとれた！

第3章　ゼラチンで血管を丈夫にすることが、健康に長生きする秘訣

第4章 ゼラチンは眼にもいい

第5章　コラーゲンサプリはいらない、ゼラチンを食べよう

第6章 健康に長生きするために、体にいいものを積極的に摂ろう

第7章 健康に長生きするために、体に悪いものを避けよう

装幀・本文デザイン　塚田男女雄（ツカダデザイン）

第1章

ゼラチンで
肌がしっとりすべすべに

01

ゼラチンパウダーを食べたら、肌がしっとりすべすべに！

60歳を過ぎた私の肌がしっとりすべすべに

誰でも、肌はしっとりすべすべでありたいと思っていることでしょう。女性はもちろんそうでしょうし、男性もカサカサしているよりは、すべすべしているほうがいいに決まっています。皮膚が乾燥してカサカサしていると、痒くなったり、ひびが割れたりして、肌トラブルが起こりやすくなるので、それを防ぐ意味でもしっとりすべすべでいたいものです。

自慢ではないのですが、私の肌はかなりしっとりすべすべしています。自分でもそれを実感しますし、時々編集者と打ち合わせの時に、手の甲の皮膚を触ってもらうのですが、たいていひじょうにビックリされます。60歳を過ぎたとは思えない肌をしているからだと思います。これまで10人くらいの編集者や知り合いに触ってもらいましたが、すべての人が驚いていました。これは、本当の話です。

なぜ、私の肌がしっとりすべすべなのかというと、答えは簡単。毎日市販のゼラチンパウダー（たんぱく質の一種のコラーゲンを分解して粉末状にしたもの）を食べているからなのです。夏場はコーヒーゼリーにして、冬場はカフェオレやみそ汁、あるいはお茶などに直接混ぜて飲んでいます。そのおかげで、肌がしっとりすべすべというわけなのです。

ゼラチンパウダーを10年ほど前から食べ始める

私がゼラチンパウダーを食べるようになったのは、10年ほど前からです。第2章で詳しく触れますが、膝が痛むようになって、原因が膝の軟骨がすり減っているからではないかと考えました。そして、軟骨成分のコラーゲンが体内でできるようにと、それの原料となるゼラチンパウダーを意識して摂るようにしたのです。そのおかげで、膝の痛みはおさまり、さらに思わぬ効果が得られました。それが、肌がしっとりすべすべになるということだったのです。

ある日、寝ていて偶然足の甲を擦り合わせたところ、やけに皮膚がすべすべしていることに気付きました。それは、明らかにそれまでの感触とはちがうものでした。そこで、手の甲や腕、顔の頬、首筋などに触れてみると、従来よりも明らかにしっとりすべすべしていたのです。

そこで、私はこの体験談を知り合いの人に話しました。周囲の人にもこの恩恵を分けてあげたかったのです。たとえば、中学の時の女性の同級生（栃木県宇都宮市在住）に電話で話したところ、彼女はさっそくゼラチンパウダーを買い込んで、コーヒーゼリーなどにして食べたといいます。すると、しばらくして効果が出始めたようで、「ほんとに手や腕の皮膚がしっとりすべすべになってきた」と、とても喜んでいました。さらに、これはゼラチンパウダーの効果かどうかは分からないのですが、「便秘もよくなった」と言っていました。

ひどい手荒れがよくなった人も

また、ある40代の女性編集者は、冬場になるとひどい手荒れに悩まされていて、どんなクリームを塗っても治らなかったといいますが、ゼラチンパウダーを食べるようになったら、手荒れが起こらなくなったとひじょうに喜んでいました。このほかにも、私の周辺で同じような経験をした人が何人もいるのです。これも、本当の話です。「どうしてゼラチンパウダーでそんなになるの？」と不思議に思っている人もいるかもしれませんが、これはある意味当たり前のことなのです。なぜなら、皮膚はほとんどがコラーゲンでできているからです。ですから、ゼラチンパウダーを食べることでコラーゲンを摂取《せっしゅ》すれば、それが体内で分解・吸収されて、それをもとに細胞がコラーゲンを作り出すのです。そして、それが皮膚に供給されて、「しっとりすべすべ」の肌を作り出すというわけなのです。

02

ゼラチンパウダーを食べることで、肌がしっとりすべすべになるメカニズム

皮膚は表皮、真皮、皮下組織からできている

なぜ、ゼラチンパウダーを毎日食べると、肌がしっとりすべすべになるのかは、皮膚の構造を知ると、理解できます。

皮膚は、人間の体の中で最も大きな面積を持つ器官（組織）で、表皮※、真皮※、皮下組織※の3層構造から成ります。 表皮は全身を保護している薄い層で、厚さは0・1～

０・４㎜くらいで、一番外側に角質層※があります。逆に深部には基底層※があり、真皮と接しています。基底層では、新しい細胞が作られていて、細胞分裂を繰り返しながら押し上げられて、外側の角質層に達します。そして、いずれは垢として剥がれ落ちるのです。

次に真皮ですが、これは皮膚の中で一番厚い層で、１・５㎜前後あり、皮膚（肌）の本体といえるものです。真皮は、コラーゲンが線維状になったもので大部分を占められています。すなわち、**真皮はほとんどがコラーゲンで構成されている**のです。そして、その間に保湿成分であるヒアルロン酸などが存在しています。さらに、血管やリンパ管、皮脂腺、

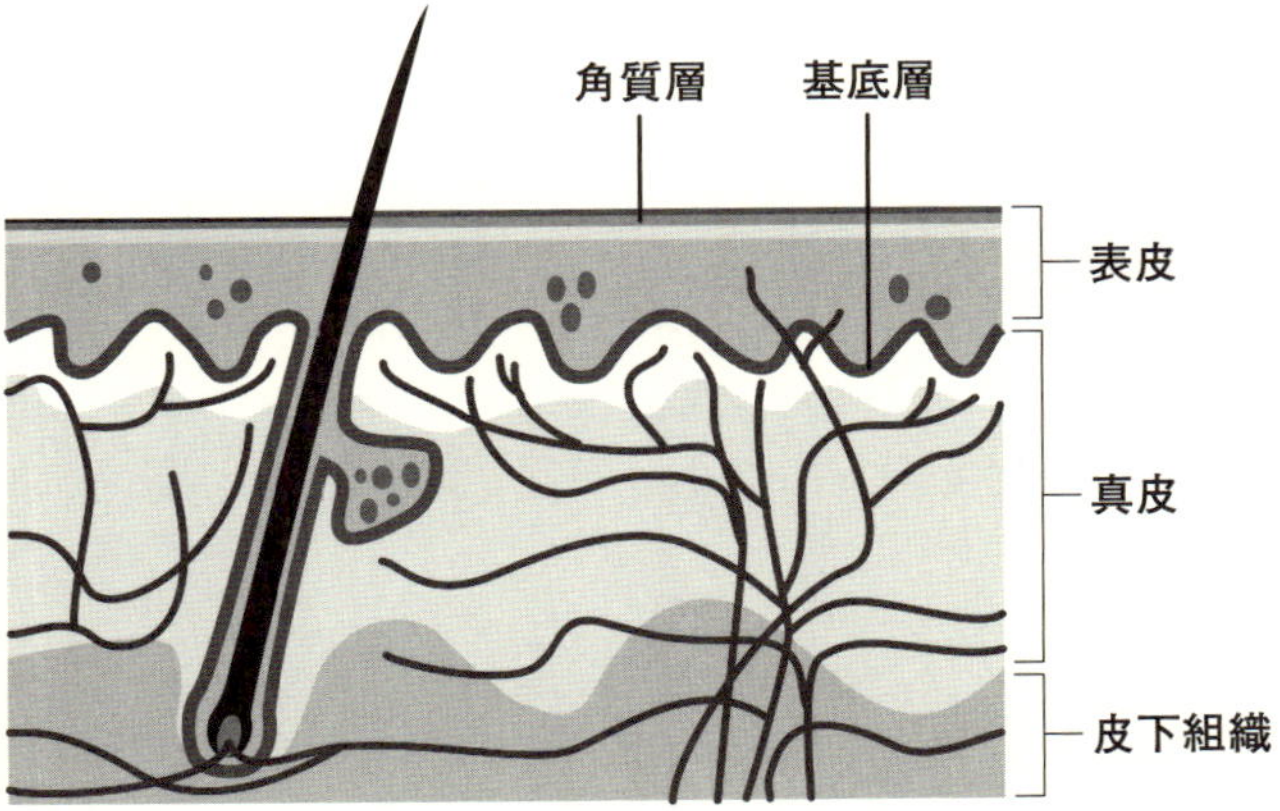

汗腺、毛根などがあります。

※表皮…皮膚の最外層で皮膚に触れる全てのものから体を守り、体内の水分を守る。
※真皮…表皮と皮下組織の間の皮膚の層。コラーゲン（線維状のたんぱく質）が大部分を占めている。神経や血管などにも富む。
※皮下組織…皮下脂肪など脂肪の組織が多く含まれ、体内の栄養の貯蔵や体温を維持する。
※角質層…角層ともいう。肌の一番表面の部分。乾燥などから体を保護する。
※基底層…表皮の４つの層の中で一番真皮に近い層。

真皮の大部分はコラーゲン

大部分がコラーゲンで構成された真皮は、肌を支えて、**その形や弾力性を保つ働きがあります。そのコラーゲンを作り出しているのは、線維芽細胞《せんいが》**という細胞です。つまり、常に線維芽細胞によってコラーゲンが生産されて、それをもとに真皮が構成されているのです。ですから、**コラーゲンの生産が悪くなると、真皮の状態が悪くなってしまいます。**つまり、弾力性を失い、保水力も失われますから、カサカサしてくるのです。さらに悪化すると、ひび割れてくることもあります。逆に言うと、コラーゲンが活発に生産されれば、皮膚は弾力性が保たれ、みずみずしくなってくるのです。

つまり、「しっとりすべすべ」の肌になってくるのです。

ゼラチンパウダーは、豚や魚などから得られるたんぱく質のコラーゲンを分解したポリペプチドです。ポリペプチドとは、アミノ酸がたくさん結合した状態のものです。**人間の体の基礎となっているたんぱく質を作っているアミノ酸は、全部で20種類あ**ります。**それが組み合わさって様々なたんぱく質を作り出し、それが筋肉や内臓などを作っている**のです。**そのたんぱく質の一つがコラーゲン**なのです。

コラーゲンの原料が供給される

コラーゲンは、アミノ酸の一種のグリシン※が約3分の1を占めていて、アミノ酸のプロリン※とヒドロキシプロリン※が合わせて約20%、そして、アミノ酸のアラニン※が約10%とかなり偏《かたよ》った構成となっています。ですから、体内でコラーゲンがスムーズに作られるためには、これらのアミノ酸が必要となるわけです。
ゼラチンパウダーは、**これらのアミノ酸が結合した状態のもの**ですから、それを食べれば、**消化管で消化・分解されて、必要なアミノ酸となって吸収**されます。そして、皮膚の線維芽細胞に運ばれて、そこで**再びコラーゲンとなります**。そして、それが真皮に供給されて、真皮がしっかり構成されることになるのです。

なお、アミノ酸のグリシン、およびプロリン、ヒドロキシプロリン、アラニンは必須アミノ酸ではありません。つまり、人間の体内でも作られるのですが、さらに**外から補給してあげたほうが、コラーゲンの原料がより豊富となって、コラーゲンが活発に作られるようになる**と考えられます。

※ グリシン…最も単純な形を持つアミノ酸。水に溶けやすく、特にゼラチンなどに多く含まれる。

※ プロリン…アミノ酸のひとつ。たんぱく質中に含まれ、特にゼラチンに多く、一度壊されたコラーゲンを修復する力をもつ。

※ ヒドロキシプロリン…天然に存在するアミノ酸の一種。コラーゲンの主要な成分で、プロリンとともにコラーゲンの安定性を担っている。

※ アラニン…アミノ酸のひとつ。生体内のエネルギー代謝において重要な働きを担っている。

03

ビタミンCが肌にいいのは、コラーゲンの生成をうながすから

ビタミンCはコラーゲンの生成に必要

「ビタミンCは肌にいい」と昔からいわれています。そのため、ビタミンCを多く含むレモンやイチゴ、あるいはビタミンCのサプリメントを積極的に食べている人も少なくないと思います。では、なぜビタミンCが肌にいいのでしょうか？　その答えは、**ビタミンCがコラーゲンの生成に不可欠**だからです。

ビタミンというのは、炭水化物、脂肪、たんぱく質、ミネラルと並ぶ5大栄養素の一つです。それは、動物や人間の体の正常な発育と栄養を維持するのに必要な微量な有機物の総称です。**ビタミンは、動物や人間の体内で合成されない**ため、あるいは合成されても不十分で、**外から摂取しなければならず、摂取量が不足すると、**欠乏症を起こして、**病気になってしまう**のです。そういう意味では、健康に生きていくためには、不可欠な栄養素ということになります。

ビタミンCが不足すると、血管がもろくなる

ビタミンは全部で15種類ほど知られています。主なものとしては、ビタミンA、ビタミンB_1、ビタミンB_2、ニコチン酸、パントテン酸、葉酸、ビタミンB_6、ビタミンC、ビタミンE、ビタミンDなどが知られています。これらは、摂取量が不足すると、いずれも欠乏症を起こします。

たとえば、ビタミンAの場合、それが不足すると、夜盲症を起こします。これは、薄暗い所でものが見えにくくなる病気で、網膜の機能が低下して、光覚が弱まって暗

さに順応する力が減退するために起こります。ビタミンAの不足は、発育不良や角質硬化なども引き起こします。また、ビタミンDが不足すると、くる病といって、背骨などが曲がってしまう病気になります。

ビタミンC（アスコルビン酸）の場合は、不足すると、壊血病という病気になります。歯肉や皮膚などの血管がもろくなって出血し、歯肉炎や貧血、全身倦怠、衰弱などに陥る病気です。昔は、遠洋航海の船員によく見られました。ビタミンCを含む野菜が食べられないために、ビタミンC不足となって発生したのです。

ビタミンCが不足すると、皮膚のコラーゲンができにくくなる

では、なぜビタミンCが不足すると壊血病になるかというと、ビタミンCは体内でコラーゲンの生成に欠かせない栄養素だからです。第3章で詳しく解説しますが、血管も皮膚と同様に大部分がコラーゲンで構成されているのです。そのため、**ビタミンCが不足するとコラーゲンが作られにくくなってしまいます。**すると、**血管への供給が不十分になって、血管の構造が不完全になって**しまいます。その結果、**血管が破れ**

やすくなってしまうのです。とくにそれは歯肉や皮膚などの毛細血管で起こりやすく、それらの部位に症状が現れやすいのです。

血管と同じことが、皮膚についてもいえます。つまり、**ビタミンCが不足すると、コラーゲンが作られにくくなって、真皮に十分供給されなくなり**ます。そのため、肌がカサカサするなどの**肌荒れが起こる**のです。逆から見ると、ビタミンCを十分に摂れば、コラーゲンの生産が活発に行なわれて、真皮が正常な状態になります。それによって、肌の状態がよくなるというわけなのです。ですから、「ビタミンCは肌にいい」とされているのです。

しかし、ビタミンCをいくら摂取しても、それだけではダメなのです。体内でコラーゲンとなる原料がなくては、コラーゲンは十分に生成されないのです。その原料を供給するには、ゼラチンパウダーを食べることが一番手っ取り早いのです。

04

なんでも摂りすぎはよくないので、ゼラチンパウダーも適量を食べよう

ネットに570件以上の口コミ情報が

インターネットの掲示板には、ゼラチンパウダーと肌に関する情報がいろいろ載っていて、その一つに、「ゼライス（ゼラチンパウダー）口コミ一覧」があります。こうした情報は、一般的にやらせや逆に敵対者による誹謗中傷などが混じり合っていて、なかなか実際のところがつかみにくいのですが、まあ、それはさておき、このサイト

には、2014年9月末の時点で、570件以上の口コミ情報が載っています。

それによると、ゼラチンパウダーを飲むようになって、「肌がツヤツヤになった」「お肌ぷるぷる」「なんとなくハリがあるかな」などという感想が載っています。人間は個人差があるので、ゼラチンパウダーを食べ始めたからといって、すべての人が「しっとりすべすべ」の肌になるというわけではないでしょうが、肌の状態がよくなったという人は少なくないようです。ちなみに、1日にゼラチンパウダーを5g（小袋1袋）くらい飲んでいる人が多いようです。

ネットの気になる情報

ただし、口コミ情報の中には、気になるものもあります。それは、ゼラチンパウダーを飲むようになってから、「太ってしまった」「顔がむくむようになった」「ニキビができた」などというものです。これらがゼラチンパウダーの摂取と関係があるのかどうかは分かりませんが、こうした情報がいくつか載っているのは事実です。

しかし、まず「太ってしまった」というのは、理論的にはゼラチンパウダーが原因とは考えられません。なぜなら、ゼラチンパウダーは、ほとんどがコラーゲンというたんぱく質からなりますが、たんぱく質のエネルギーは1gあたり4kcalであり、ご飯や砂糖などの炭水化物と同じなのです。ですから、1日にゼラチンパウダーを5g程度食べたとしても、20kcalにしかなりません。仮に10g（小袋2袋）食べたとしても40kcalです。

大人の女性の場合、一日に必要とさせるエネルギーは、1300〜2300kcal（年齢や活動量によって違いがある）なので、それに比較すると20〜40kcalはわずかです。したがって、それが原因で体重が増えるということは、考えにくいのです。おそらくほかに原因があって、体重が増えたのではないかと思います。

ゼラチンは適度に摂ろう

また、「顔がむくむ」というのも、考えにくいと思います。なぜなら、ゼラチンは消化酵素によって、アミノ酸に分解されて吸収されます。そして、それを原料にコラーゲンなどのたんぱく質が作られるわけですが、1日に5g程度のゼラチンパウダーを食べたからといって、それによってむくむほどに顔の皮膚にコラーゲンが作られるとは考えにくいのです。もちろん、1日に何十gも食べれば、そういうことも起こるのかもしれません。しかし、どんな栄養素でも摂りすぎはかえってよくないので、ゼラチンパウダーも同じです。

それから、「ニキビができた」という情報ですが、ニキビは脂肪の塊りでもあるので、たんぱく質であるゼラチンパウダーを食べたからといって、ニキビができやすくなるというのも、うなずけません。もちろん摂りすぎれば、体内のシステムが乱れて、ニキビができやすくなるということがあるのかもしれませんが……。

結局、**どんなものでも摂りすぎはよくない**ので、**ゼラチンパウダーの場合も、摂りすぎには注意**して下さい。私の場合は、主にコーヒーゼリーにして食べていますが、ゼラチンパウダーの摂取量は1日に1～2gくらいです。ちなみに、**一般にコラーゲンの1日推奨量は1～1・5g**といわれています。

なお、ごくまれにゼラチンにアレルギー反応を起こす人がいます。過去、ゼラチンにアレルギーを示した人は、十分ご注意下さい。

第2章

ゼラチンで
膝の痛みがとれた！

05

ゼラチンパウダーを食べたら、膝の痛みが治まった！

膝の痛みを感じている高齢者が多い

高齢者が増えているせいか、膝の痛みで辛い思いをしている人がとても多いようです。私がよく利用する私鉄の駅では、たいてい辛そうに階段を上り降りしている高齢者を見かけます。また、テレビや新聞では、膝の痛みをとることを婉曲的に表現したサプリメントが毎日のように宣伝されています。それだけ需要が多いということなのでしょう。

膝の痛みは突然やってくることが多いようです。私の場合もそうでした。それは、51歳の時でした。下りの坂道を歩いている時、突然右膝に痛みを覚えたのです。さらに、階段を降りるときに強い痛みを感じました。

歩く際には、膝の関節には体重の2〜3倍、階段を降りる際にはなんと5倍もかかります。そのため、おそらく膝に大きな負担がかかって、痛みを覚えたのだと思います。

軟骨の固形成分の半分はコラーゲン

それにしても、51歳で膝に痛みを感じるというのは、年齢的に早すぎると思う方もいるかもしれません。ただし、私の場合、部屋にこもって原稿を書いている時間がとても長いので、どうしても運動不足に陥りがちです。それで、部屋の中でスクワットをしたり、時々家の近くの田舎道を散歩したりしていたのですが、それだけでは不十分だったようです。

ちょうどその頃、『週刊金曜日』という雑誌に膝痛に効くというサプリメントの問題点について執筆していたのですが、膝の関節についてとても重要なことが分かりました。それは、軟骨を形成している成分は、65~80%が水分で、残りの固形成分の約半分はコラーゲンであるということです。

膝の痛みは、膝の関節を形成している軟骨がすり減って変形し、主に骨と骨とが擦れるような状態になってしまうことで発生します。これを変形性膝関節症《へんけいせいしつかんせつしょう》といいます。膝に痛みを覚えている人の大半は、この病気だといわれています。

若い頃は、代謝が活発ですから体を構成する成分が次々に作られます。つまり、膝の軟骨を形成するコラーゲンもどんどん作られ、そのためしっかりした軟骨が維持されて、膝の骨と骨とが擦れあうことはなく、痛みを感じることはないのでしょう。ところが、**加齢とともにコラーゲンが十分作られなくなって、膝の軟骨が薄くなって、痛みを感じるようになる**のです。**これが、変形性膝関節症**です。

膝軟骨が形成されて痛みがおさまった！

そこで、私はあることを思い立ったのです。「それなら、膝関節のコラーゲンをできやすくすればいいだろう」と。そして、それを実践してみることにしたのです。つまり、コラーゲンの原料であるゼラチンパウダーを毎日食べることにしたのです。すると、数週間で膝の痛みをあまり感じなくなりました。

おそらく膝の軟骨を形成するコラーゲンがたくさん作られて、軟骨がしっかりして、擦れることが少なくなったためと考えられます。

整形外科や整骨院に通ったわけではありませんし、とくに運動をしたというわけでもありません。ですから、おそらくゼラチンパウダーが効いたのだろうと思います。

コラーゲンは、体内のたんぱく質の約30％を占めており、それを維持するためには体内で常に合成されなければならず、その原料となるアミノ酸が必要なのです。しかも、**コラーゲンのアミノ酸組成は**プロリンやヒドロキシプロリン、アラニンが多くを占めるなど、**かなり偏っているため、それらのアミノ酸を補給してやる必要があるの**です。

そのためには、ゼラチンパウダーを食べることが一番手っ取り早く、それが功を奏したと考えられます。

なお、コラーゲンは、ポリペプチドの組み合わせによって19種類あり、軟骨に多いのはⅡ型コラーゲンで、皮膚に多いのはⅠ型コラーゲンです。

06

膝の痛みを起こす変形性膝関節症は、意識して解消させるようにしよう

とても多い変形性膝関節症

中高年になって、膝に痛みを感じたら、まず変形性膝関節症を疑ってみてよいでしょう。それほど、この症状は中高年に多いのです。膝の関節にかかる負担が積み重なることで、クッションの役目をしている膝の関節軟骨がすり減ったり、変形したりすることによって、膝に痛みや障害が発生するのです。

その**主な原因は、老化や肥満**とされています。一般に加齢にともなって、代謝が悪くなるので、膝関節の軟骨も生成が悪くなって、すり減ったり変形したりすると考えられます。また、太るとそれだけ膝に体重がかかるので、関節の負担が大きくなって、軟骨に異常が現れると考えられます。

変形性膝関節症の主な症状は、「膝がこわばる」「歩くときに膝が痛み、とくに階段を下りたり、上ったりするときに痛む」「膝が曲がりにくくなり、正座ができない」「膝が完全に伸ばせない」「歩いた際に膝がぎしぎし音がする」などというものです。とりわけ、歩く時や坂道を下った時、あるいは階段の上り下りに痛みが増幅されて、ひどい場合は歩行が困難になってしまいます。そのため、思うように外出できなくなる人もいるようです。

膝関節に限界が来て、痛むようになる

私の場合、やはり歩く際に膝に痛みを感じ、とくに坂道や階段を降りる際に強い痛みを感じました。ただし、膝を曲げるなどすると、多少痛みがおさまって、歩くこと

が可能となるのですが、また、しばらくすると痛くなるという、その繰り返しという感じでした。

一般に変形性膝関節症は、50歳代以上の肥満気味の女性に多いとされています。男性の場合は、60歳代からが多いといわれています。しかし、生活環境によっては、私のように50歳代前半でも起こるのです。

この病気は、ようするに膝の関節軟骨がすり減ったり、変形したりして起こる病気ですから、結局のところ、**膝関節が正常な状態にあれば、痛みも発生しない**はずです。そのためには、**常に軟骨が十分に形成されればよい**わけです。

高齢になるほど、体の代謝が悪くなります。ですから、当然ながら膝関節の軟骨の生成も、若い時に比べれば悪くなります。にもかかわらず、仕事や買い物などで外に出かけなければならず、膝には負担がかかり続けます。それが、毎日続けば、やがて関節軟骨に限界が来て、膝に痛みを感じたり、こわばったり、曲がりにくくなったりということが起こると考えられます。

関節軟骨の生成を心がけよう

ですから、**意識的に関節軟骨が生成しやすくなるように心がける必要があるのです。**

その方法の一つが、**軟骨の固形成分の半分を占めるコラーゲンを生成しやすくしてやることであり、**具体的にはゼラチンパウダーを毎日食べるということなのです。もちろん、**コラーゲンを多く含む食材を料理に使って、それを食べるという方法もあるでしょう。**

私の場合、ゼラチンパウダーを毎日食べるようにしたところ、しだいに膝の痛みはとれていったということなのです。なお、初めて膝に痛みを感じてから、すでに10年近くがたち、やはり老化が進行しているせいか、今でも時折膝に痛みを感じることがあります。そんな時には、ゼラチンパウダーの食べる量を増やしたり、膝を曲げて柔らかくなるようにしたりしています。それで、なんとか痛みがとれているという状態です。

07

コラーゲンを多く含む食品を知って、賢く摂ろう！

コラーゲンが一番多いのは牛すじ

読者の中には、「コラーゲンを食品で摂りたい」という方もいるでしょう。ふだん食べている食品から、十分なコラーゲンを摂ることができれば、それに越したことはありません。

鶏肉を使った料理を作って、冷蔵庫に入れておいたら、煮こごりができたという経験をお持ちの方は多いでしょう。鶏の皮や軟骨などにはコラーゲンが多く含まれているので、煮こごりができるのです。また、魚を煮て冷蔵庫に入れた場合も、煮こごりができることがあります。同様に皮や軟骨などにコラーゲンが多く含まれるからです。

食肉類の中で、コラーゲンをもっとも多く含むのは、牛すじです。すじの部分は、主にコラーゲンでできているからで、1gあたり0・05g含まれます。ですから、**20gの牛すじを食べれば、1gのコラーゲンを摂る**ことができます。居酒屋さんで牛すじ煮込みを頼むと、けっこう牛すじが入っているので、かなりコラーゲンを摂ることができます。ちなみに、**牛肉に含まれるコラーゲンは、牛すじの5分の1**程度です。

鶏・豚、ハモ・ウナギにもコラーゲンは多い

次に多いのが、鶏の軟骨で1gあたり0・04g含まれています。**鶏軟骨**の焼串をたのむと、軟骨が5〜6個刺さった串が出てくるので、これでもコラーゲンをかなり摂ることができます。このほか、**鶏砂肝**、**鶏もも肉**、**鶏手羽先**、**鶏皮**などにも、コラーゲンが多く含まれています。

豚では、**豚レバー**に1gあたり0・02g弱のコラーゲンが含まれています。**豚スペアリブ**、**豚こま切れ**にも、比較的多く含まれています。

一方、魚類で多いのは、**ハモの皮**で1gあたり0・08g近くと断トツです。魚の柔らかい皮は主にコラーゲンでできているため、多く含まれることになるのです。なお、ハモの肉に含まれるコラーゲンは、その3分の1程度です。

次に多いのが**ウナギ**で、ウナギのかば焼きには1gあたり0・05g強のコラーゲンが含まれています。ウナギは昔から栄養があるといわれていますが、コラーゲンを多く含むことも、その理由の一つなのかもしれません。

また、ご飯のおかずにうってつけのサケの場合、皮付きだと、1gあたり0・02g強、皮なしだと0・01gくらい含まれています。**サケの皮**を好きな人と嫌いな人がいますが、コラーゲンを摂るためには、皮ごと食べたほうがよいでしょう。

このほか、**チリメンジャコ、イカ、エビ、アサリ、シメサバ、マグロ、フカヒレ、エイヒレ、くらげ、かまぼこなどにも、コラーゲンが多く含まれています。**

コレステロールの摂りすぎに注意!

ところで、「コレステロールの摂りすぎにならない?」という不安を覚える人もいるかもしれませんね。鶏皮や豚レバー、そして魚にもコレステロールが多く含まれているからです。

コレステロールは、細胞壁、ホルモン、胆汁酸などの原料となるもので、体にとって不可欠ですが、**摂りすぎると、動脈硬化の原因になるとされています。**いくら軟骨が形成されて、肌がしっとりすべすべになっても、動脈硬化になってしまったのでは、困りものです。

結局、**どんな食品でもバランスが重要で、摂りすぎはよくない**のです。コラーゲンを摂ろうと思って、鶏や豚、あるいは魚類を食べ過ぎると、コレステロールを過剰に摂取してしまうことになります。そこら辺のバランスをよく考えて、食べるようにして下さい。**なお、ゼラチンパウダーには、コレステロールはほとんど含まれていません。**

08

ゼラチンパウダーは、骨粗鬆症を防ぐ働きもある

コラーゲンは骨の「鉄筋」

コラーゲンは、軟骨だけでなく、**通常の骨にも多く含まれています。**骨は、骨基質《こつきしつ》※にリン酸カルシウムなどが沈着して形成されていますが、**骨基質の大部分がコラーゲン**なのです。骨を鉄筋コンクリートに例えるなら、コラーゲンは鉄筋に当たり、リン酸カルシウムはコンクリートに当たります。ですから、ゼラチンパウダーを食べて、

体内でコラーゲンの生成が促進されれば、骨が丈夫になることも期待されるのです。

最近、高齢者の間で骨粗鬆症になる人が増えていて、社会問題にもなっています。**骨粗鬆症とは、骨にスが入ったようにスカスカの状態になってしまい、それによって骨の強度が低下して、骨折しやすくなる病気**です。50歳以上の人に多く、とくに閉経後の女性に多いとされます。

※ 骨基質…骨の基礎となっている組織で、約90%がコラーゲンで構成されている。骨の硬さや弾力性を維持している。

加齢とともに骨密度は減っていく

骨粗鬆症の最大の原因は、加齢です。骨はいったんできてしまうと、ずっとそのままの状態を保つと思われがちですが、実際には違っていて、常に新陳代謝を繰り返しています。つまり、**古い骨は壊れて、新しい骨が作られている**のです。

ところが、年齢を重ねるとともに骨が作られにくくなり、骨密度は減っていき、とくに50歳を超えると低下していきます。女性の場合、閉経後に急激に低下しますが、これは、女性ホルモンの分泌量が急激に減ることで骨の破壊が高まって、骨形成が追い付かなくなり、骨がもろい状態になってしまうためです。

ですから、**骨粗鬆症を防ぐためには、カルシウムの摂取を増やし、骨への供給をスムーズにしてやる必要があるのです。**また、**カルシウムの吸収を高めて、骨の代謝を活発にするビタミンDをとる必要もあります。**さらに、**ゼラチンを食べることでも、骨粗鬆症が防げる**ようなのです。

ゼラチンが骨粗鬆症を防ぐという実験データ

こんな実験結果があります。

閉経後骨粗鬆症を起こしたラットに対して、ゼラチン添加食（カゼイン10％＋ゼラチン5％）を60日間摂取させ、対照群（カゼイン15％）と比較したところ、ゼラチン添加食を食べたラットでは、明らかに大腿骨の破断強度が増加したといいます（国立健康・栄養研究所の石見佳子研究員レポート「コラーゲンの安全性と機能性」より）。これは、骨折しにくくなったということです。なお、カゼインとは、牛乳に多く含まれているたんぱく質の一種です。

また、別の実験もあります。正常なマウスに対して、10%のカゼイン食のうち、4%だけをゼラチンで置き換えて食べさせたところ、大腿骨の骨密度が増加したといいます。ちなみに、骨密度が低下すると、骨粗鬆症になりやすくなります。

さらに、人間に対する実験もあります。骨粗鬆症患者に対して、骨の破壊（骨吸収）を抑える薬を投与すると同時に、コラーゲンペプチド（ゼラチンを分解したもの）を投与すると、その薬を単独で投与した時よりも、骨吸収の指標であるピリジノリンという物質の量が低下することが分かりました。これは、骨の破壊が弱まって、骨密度が高まることを示唆しています。

前述のように、コラーゲンは骨の鉄筋に当たる骨基質の大部分を占めています。したがって、ゼラチンを摂取することで、コラーゲンの生成が活発となり、骨基質がしっかりすることによって、骨の強度が増したり、骨密度が増えたりという結果になったと考えられます。

09 ゼラチンだけで膝の痛みがとれなければ、グルコサミンも試してみよう

膝の状態は個人によって違う

私の場合、ゼラチンパウダーを毎日食べるようにしたところ、膝の痛みがとれましたが、中には、同じようにゼラチンパウダーを食べても、痛みがとれないという人もいるかもしれません。人間の体というのは、ひじょうに個人差がありますから、すべての人に同じように効果があるとは限らないのです。

また、人によって変形性膝関節症の状態は違うでしょう。重症の人もいれば、軽い人もいるでしょう。たまたま私は軽かったため、比較的簡単に痛みがとれたのかもしれません。ですから、ゼラチンパウダーを食べたからといって、すべての人が私と同じように症状が改善されるとは限らないでしょう。

グルコサミンで痛みがとれたという報告が

では、症状が改善されない人はどうすればよいのでしょうか？　現在、各メーカーから、グルコサミン、コンドロイチン硫酸、ヒアルロン酸などのサプリメントが販売されています。これらは、いずれも膝の痛みを取ることを暗示するような宣伝がなされています。

軟骨は、65～80％が水分で、固形成分の半分がコラーゲンであることを前に書きましたが、このほかにグルコサミン※やコンドロイチン硫酸などで構成されているのです。ですから、それらを供給する目的のサプリメントが売られているのです。しかし、サプリメントは医薬品と違って、効果が人間で確認されたものではないため、効能・効果をうたうことはできません。そこで、効果を暗示するような宣伝がなされているのです。

ただし、そんな中で、グルコサミンにはある程度効果があるようです。健康食品の効果や安全性を検証している国立健康・栄養研究所の『健康食品』の安全性・有効性情報」によると、「ヒトでの有効性については、硫酸グルコサミンの摂取が骨関節炎におそらく有効と思われている」といいます。

これまでに症状が改善したという例がいくつかあって、その一つは、「膝に骨関節炎を持つ患者において、硫酸グルコサミン摂取者はプラセボ摂取者に比べて、痛みと機能を測定する値が改善したという報告があり、この効果は投与期間を数週間から3年までとした複数の研究で再現性があった」というものです。

※ グルコサミン…動物の皮膚や軟骨、甲殻類の殻に含まれている。工業的にはカニやエビなどの甲殻から得られるキチンを分解して製造されている。

コンドロイチン硫酸の効果を示す証拠はなし

グルコサミンは、グルコース（ブドウ糖）にアミノ基（-NH2）が付いたアミノ糖の一種であり、分子量が小さいので、消化管からそのまま吸収されると考えられます。そして、それが膝関節に移行して、軟骨が形成されてしっかりするため、痛みや機能が改善すると考えられます。

したがって、グルコサミンを含むサプリメントを飲み続ければ、痛みや機能が改善される可能性はあるのです。ただし、グルコサミンのサプリメントの中には、カラメル※色素など心配のある添加物を含んでいたり、意味不明な原材料が使われていたりすることがあるので、原材料をよく見て、不安要素があるものは避けるようにして下さい。

なお、コンドロイチン硫酸を成分としたサプリメントもいろいろ出回っていますが、「『健康食品』の安全性・有効性情報」によると、「(コンドロイチン硫酸については)俗に『骨の形成を助ける』、『動脈硬化や高血圧を予防する』などといわれている。ヒトでの有効性については、骨関節炎の緩和に対する検討が行われているが、見解が一致しておらず、まれに上部腹痛、吐き気、などの副作用がみられる」とあります。したがって、効果は認められていないようです。

※　カラメル色素…糖類・亜硫酸化合物、アンモニウム化合物などを熱処理して作られる着色料。

第3章

ゼラチンで血管を
丈夫することが、
健康に長生きする秘訣

10

血管が丈夫でなければ、健康に長生きできない

人間の血管は地球2周半もある

私たちの体には、全身血管が張り巡らされています。その**長さは全部合わせると、10万㎞、なんと地球の周り2周半**にもなるのです。これだけ長い血管が一人の人間に存在しているのですから、驚きです。**人間の生命を維持するためには血管がそれだけ必要**ということなのでしょう。

体のいたる所に張り巡らされた血管は、各細胞に栄養と酸素を送っています。それによって、各臓器や組織は機能できるのです。その血管がどこかしら障害を受ければ、臓器や組織は正常に働かなくなり、病気になってしまうのです。ですから、**全身の血管を良好に維持することが、健康で長生きするための最大の秘訣**なのです。

血管の病気としてよく知られているのが、脳出血です。脳溢血《のういっけつ》ともいい、戦前、栄養状態が悪かった時には、この病気がよく見られました。これは、脳の血管が破れてしまう病気です。戦前は、たんぱく質などの摂取が少なかったため栄養不足となり、その結果、血管がもろくなってしまい、脳の血管が破れて、脳出血を起こして死亡することが多かったのです。

壊血病は血管がもろくなって起こる

また、紫斑病《しはんびょう》といって、皮膚が紫色になる症状がありますが、これも血管が破れることで起こります。全身には毛細血管が張り巡らされていますが、皮膚に近いところの毛細血管が破れると、出血が起こります。出血はいずれ止まりますが、血液が皮下に広がるため、紫色に変色するのです。

さらに、鼻血も毛細血管が破れておこるものです。鼻腔の粘膜には毛細血管が集中しており、とくに鼻の穴の入り口から1㎝くらいのところにとくに毛細血管が集中しています。それが破れることによって出血し、鼻血となるのです。

以上のように、全身に血管が張り巡らされていて、それが破れると何らかの障害が発生することになるのです。**破れるのは、血管がもろくなっているということですが、**実はもろくなる**原因の一つが、コラーゲン不足**なのです。なぜなら、**血管を構成するのは大部分がコラーゲン**であり、**それが不足すると血管がもろくなって、破れやすくなってしまう**からです。それを端的に示す例があります。それは、壊血病という病気です。

前述のように壊血病は、ビタミンCの不足によって、歯肉や皮膚などの血管が破れて出血し、歯肉炎や貧血、全身倦怠、衰弱などに陥る病気です。

ゼラチンパウダーで血管を丈夫に

では、なぜビタミンCが不足すると壊血病になるかというと、前にも説明したように**ビタミンCが体内でコラーゲンの生成に欠かせない栄養素**だからです。そのため、それが不足するとコラーゲンが作られにくくなり、血管への供給が不十分になって、血管の構造が不完全な状態になってしまいます。そして、血圧を十分に吸収できず、破れてしまうのです。とくにそれは歯肉や皮膚などの毛細血管で起こりやすく、そこに症状がでやすいというわけです。

逆から見ると、**コラーゲンが体内でたくさん作られるようになれば、血管への供給が十分になって、血管が丈夫になる**と考えられるのです。そのためには、もちろんビ**タミンCを摂取することも大切ですが、コラーゲンの原料となる特定のアミノ酸を補給することも大切**なのです。

その補給には、ゼラチンパウダーを食べることがもっとも手っ取り早いといえるのです。ちなみに、**ビタミンCの一日所要量は、１００mg**です。これだけとっていれば、壊血病になる心配はありません。

なお、**ビタミンCが多い食べ物は、イチゴ、キウイフルーツ、レモン、ミカン**などで、100g中に順に62㎎、69㎎、100㎎、32㎎含まれています。**ミカンの中一個は100g（可食部75g）くらいなので、約4個でビタミンCが約100㎎**になります。

11 ゼラチンで全身の血管を丈夫にし、元気に長生きしよう

血管はもっとも重要な「系」

全身に張り巡らされた血管は、人間が生命を維持するためのもっとも重要なシステム（系）です。なぜなら、血管内を流れる血液によって、酸素と栄養素が全身の各臓器や組織に運ばれて、それらが機能することによって、人間という個体が生命を維持することができるからです。そのため、総延長10万㎞、地球の周囲2周半にもなる血

管が必要ということなのです。

逆から見ると、**血管に何らかの異常が起これば、必ず障害が発生する**ということです。そして、重症の場合、たとえば脳出血などでは、命を落とすこともあるのです。

全身に張り巡らされた**血管は、大きく三つに分類する**ことができます。それは、**動脈、静脈、毛細血管**です。心臓から送り出された血液が流れるのが動脈で、大動脈は直径が3～4㎝もあります。一方、毛細血管は、直径が5～10μm（μは100万分の1）で、各臓器や組織の細胞に酸素と栄養を供給し、二酸化炭素と老廃物を受け取ります。そして、毛細血管は、心臓へ至る静脈につながります。こうして**動脈、毛細血管、静脈によって血液循環が常に行なわれることによって、我々の生命は維持されている**のです。

血管はコラーゲンで維持されている

血液を全身に送り出す**動脈は、三層構造になっています**。内側のほうから、**内膜、中膜、外膜**といわれています。内膜の表面には、内皮細胞がタイルのように敷き詰められていて、血液と接しています。

中膜は、平滑筋《へいかつきん》と線維質で構成されています。そして、**線維質を作っているのがコラーゲン**なのです。このほか、たんぱく質の一種のエラスチンも、線維質を構成しています。一番外側にある**外膜は、主にコラーゲンおよびエラスチンから成る線維質で、血管全体を保護**しています。

これらによって**血管の弾力性が保たれている**のです。

静脈も、その構造は動脈と同じで、内膜、中膜、外膜によって構成されています。ただし、動脈に比べて壁は薄くなっています。動脈ほど内側から高い圧力が加わらないためです。

一方、毛細血管は、違った構造をしています。というのも、酸素と栄養を供給し、二酸化炭素と老廃物を受け入れるため、**毛細血管は**余計なものをつけず、**内皮細胞と基底膜だけから構成**されています。そして、**基底膜は、コラーゲンなどによって構成**されているのです。

必要なアミノ酸を効率よく補おう

以上のように、**動脈、静脈、毛細血管のいずれもが、コラーゲンによって維持されているのです。**したがって、**コラーゲンが体内で十分に作られなくなると、血管はもろい状態になってしまいます。**その典型が、壊血病です。

逆に**コラーゲンが十分に作られれば、それが血管に供給されて、血管はしっかりとした頑丈なものになります。**そうなれば、動脈や静脈の場合、血液の圧力が加わっても、それに耐えて破れるということはなくなります。また、毛細血管も基底膜がしっかりするため、破れるということはなくなり、紫斑病や鼻血などは起こりにくくなると考えられます。

体内でコラーゲンが作られやすくなるためには、それの原料となるグリシン、プロリン、アラニンなどのアミノ酸が必要です。それらは、**肉や魚などたんぱく質を多く含む食べ物を食べることでも補うことができますが、**もっとも**効率よく補う方法は、ゼラチンパウダーを食べること**なのです。

12

血管の弾力性を保てれば、血管の障害は防ぐことができる

死因の4分の1は血管障害

現在、死亡原因のトップはがんで、3人に1人はがんで亡くなっています。そして、**死亡原因の第2位は心疾患で、心筋梗塞や狭心症、不整脈などによって命を落とす**ケースが多いのです。次に、第3位は肺炎です。肺炎は、免疫力の低下した65歳以上の高齢者では重症化しやすく、日本では年々高齢者が増えているため、肺炎での死亡

者も増えているのです。**次に第4位は、脳血管疾患で、脳出血や脳梗塞、くも膜下出血などによって命を落とします。**

これらのうち、**第2位の心疾患と第4位の脳血管疾患は、どちらも血管の障害によって発生する**ものです。**これらでの死亡は、亡くなる人の4人に1人になります。**

心疾患のうち、心筋梗塞は心臓の筋肉に栄養と酸素を送っている冠状動脈が詰まって、血液が流れなくなり、心臓の機能が低下して起こる病気です。心臓の機能が極端に低下したり、心臓が停止したりした場合、死に至ります。また、狭心症は、冠状動脈の血液の流れが悪くなって、心臓の機能が低下してしまう病気です。

血管が丈夫なら、脳出血は防げる

脳血管疾患のうちの脳出血は、前にも説明したように脳の血管がもろくなって破れ、そこから出血することによって起こります。血管から流れ出た血液が脳を圧迫したり、障害をもたらしたりすることで、死に至ることがあるのです。くも膜下出血も同様です。一方、脳梗塞は、脳の血管が詰まって、そこから先に栄養と酸素が運ばれなくなり、その結果、脳細胞が壊死して、結果的に死に至ることがあるのです。

ですから、**心疾患も脳血管疾患も、血管の異常によっておこる病気**なのです。逆から見れば、**血管を常に正常な状態に保つことができれば、これらの致死性の病気は予防できる**ということなのです。それには、血管を弾力性のある丈夫なものにする必要があり、ゼラチンが有効と考えられるのです。

脳出血にゼラチンが有効なのはおそらく間違いないでしょう。前に壊血病の話をしましたが、脳出血は、脳血管で起こった壊血病という見方ができます。つまり、脳の血管を作るたんぱく質などの栄養素とビタミンCが不足することによって、脳血管がもろくなり、血液の圧力によって、一部が破れて出血すると考えられるのです。

逆に見れば、**ゼラチンなどのたんぱく質を十分に取って、ビタミンCも必要量を摂取すれば、体内でコラーゲンが生成されて、血管に供給されるので、それは丈夫な状態となって、破れることは少なくなる**と考えられます。つまり、脳出血が防げるというわけです。

ゼラチンで弾力性のある血管に

次に脳梗塞と心筋梗塞ですが、これらはいずれも動脈硬化によって血管が詰まりやすくなって起こる病気です。動脈硬化は、文字通り血管が弾力性を失って固くなるという状態です。その最大の原因はコレステロールとされていますが、加齢などによって血管が弾力性を失うことも原因です。

加齢による血管の硬化を防ぐのはなかなか困難と考えられますが、硬化の度合いを低くするということは可能でしょう。つまり、**血管を構成する線維質を作っているコラーゲンの生成をうながし、血管を丈夫で弾力性のあるものにする**ことです。その方法としては、**コラーゲンの原料となるアミノ酸を効率よく供給してやる**ことでしょう。

そのためには、ゼラチンを食べることが最も効果的と考えられるのです。

13

加齢にともなう高血圧を防ぐためには

高血圧は体に悪い

医師はたいてい「高血圧は体に悪い」といいますし、一般の人もだいたいが同じように思っています。というのも、高血圧になると、**動脈硬化を起こしやすくなり、心筋梗塞や脳梗塞などの致死性の病気に陥りやすくなる**からです。また、血管が高い圧力を受けるために、破れやすくなって、**脳出血やくも膜下出血**などが起こりやすくなります。さらに、心臓が血液を送り出すのに多くのエネルギーを必要とするため、疲れやすくなるなどの症状が現れます。ということで、高血圧は体に悪いとされているのです。

WHO（世界保健機関）では、収縮期血圧（上の血圧）が140㎜Hg以上または拡張期血圧（下の血圧）が90㎜Hg以上を高血圧としています。ただし、日本高血圧学会では、収縮期血圧が130～139㎜Hgまたは拡張期血圧が85～89㎜Hgを、「正常高値血圧」としており、これは、血圧が高めな人ということで、注意すべき対象になっています。

加齢によって高血圧が増える

日本には、高血圧の人が3000万から4000万人いるとされますが、その9割ほどは、本態性高血圧症と言って、原因がはっきりしない人たちです。つまり、遺伝的要因や生活習慣（食塩のとりすぎ、肥満、喫煙、飲酒、精神的ストレス、過労など）が関係しているといわれています。

食塩の摂りすぎが高血圧と関係していることは間違いないようです。塩分（ナトリウム）は人間にとって不可欠なものであるため、腎臓で尿中に排泄された塩分は、再吸収される仕組みになっています。ところが、**食塩の摂りすぎによって体内の塩分濃度が高くなりすぎると、再吸収が止まり、血圧を上げて尿の出を良くして、塩分を体外に排泄しようとします。その結果、血圧が上昇してしまう**のです。

また、加齢とともに高血圧の人が増えることも間違いありません。というのも、**血管が老化して弾力性を失い、心臓から送り出される血液の圧力を血管が吸収できなくなり、結果的に血圧が高くなってしまう**からです。ですから、高齢になるにしたがって、高血圧の人が増えてしまうことになるのです。２００６年の国民健康・栄養調査によると、40〜74歳のうち男性は約６割、女性は約４割が高血圧という結果になっています。

血管に弾力性があれば、高血圧を防げる

逆に見ると、**血管が弾力性を保ち、しなやかな状態であれば、血液の圧力を吸収することができて、高血圧とはならない**はずです。ここで、やはりコラーゲンが関係し

てくることになります。前述のように動脈と静脈は、内膜、中膜、外膜の三層構造になっていますが、**中膜と外膜はほとんどがコラーゲンでできています。**

ですから、コラーゲンの新陳代謝がよくなって、常に新しいコラーゲンが生成されて、それが血管に供給されれば、血管は弾力性を保つことができると考えられます。そうなれば、高血圧は回避できる、あるいは回避できないまでも、血圧の上昇の度合いを減らすことができると考えられます。

そのためには、**コラーゲンが活発に作られる状態を作ってやる必要があります。**つまり、**コラーゲンを生成する細胞の働きを活発にし、そして、コラーゲンの原料となるアミノ酸を十分に供給してやること**です。その方法としては、やはりゼラチンを食べることがもっとも効率的と考えられます。

14

ゼラチンには、脳幹出血を防ぐ力もある!?

脳幹出血で亡くなった桑名正博さん

脳幹出血という病気をご存知でしょうか？　脳の深部にあり、呼吸や体温調節などの生命維持にもっとも重要な中枢である「脳幹」が出血をおこすもので、脳出血の中でもっとも重症で、死亡することも多い病気です。

2012年10月26日、歌手の桑名正博さんが、この脳幹出血のために59歳で亡くなりました。桑名さんは、同年7月15日、大阪市内の自宅で頭痛を訴えて、同市内の病院に救急搬送され、その際脳幹出血と診断されました。病院に到着した時にはすでに呼吸が停止しており、意識はなかったといいます。病院の担当医は、その夜の記者会見で、「もう手術や積極的な治療はできない」と語りました。

脳幹は、脳のもっとも奥の部分にあるため、手術がとても難しいのです。しかも、そこが出血していたということで、手の施しようがなかったのでしょう。ちなみに、プロレスラーの橋本真也さんも、脳幹出血によって40歳で命を落としています。

私は、桑名さんが脳幹出血で病院に運ばれたというニュースを聞いたとき、「もしゼラチンをたべていたら、どうだったろう?」と思いました。脳幹出血は、脳幹部分の血管が破れて起こるものです。もしゼラチンを食べていて、それによって血管がより丈夫であったら、出血を起こすことはなかったのではないかと思ったのです。

友人も脳幹出血で若くして死亡

実は私の大学時代の友人も、脳幹出血で2003年に死亡しているのです。48歳という若さでした。彼はある化粧品会社の研究員で、研究所で倒れているのを同僚に発見されて、病院に運ばれましたが、そのまま帰らぬ人となりました。温厚で、口数の少ない人でした。そんなこともあって、私は脳幹出血については、強い関心を持っていたのです。

ところで、脳幹と聞いて、すぐに「脳死」を連想する人も多いのではないかと思います。脳死は、大脳や小脳が壊死して、それらの機能が失われ、さらに脳幹が壊死した状態のことをいいます。脳幹が機能を停止していますから、呼吸は止まってしまいます。しかし、人工呼吸器を装着することによって、呼吸を機械で行なうことによって、心臓の停止を防ぎ、体の機能を維持した状態が脳死です。

日本では、1997年10月に臓器移植法が施行され、脳死後の心臓、肺、肝臓などの提供が可能となりました。また、2010年7月には、改正臓器移植法が施行されて、本人の意思が不明な場合は、家族の承諾で臓器が提供できることになりました。さらに、15歳未満の人からの脳死での臓器提供も可能となりました。

血管が丈夫なら、脳幹出血は防げるはず

脳幹は一度壊死すると、二度ともとには戻らないとされています。ですから、出血などによって機能が停止すれば、死を免れることは難しいのです。そんな怖い脳幹出血を防ぐ方法は、おそらく脳幹の血管を丈夫にして、破れにくくするように心がけることくらいしかないでしょう。

血管はどこの部位でも、基本的な構造は変わりません。動脈と静脈は三つの層で構成され、毛細血管は、基底層と内皮細胞で構成されています。**いずれの血管も、カギを握っているのはコラーゲンです。それが十分に供給されないと、どこでも壊血病のような状態に陥る**わけです。それが、脳幹で起こったのが、脳幹出血といえます。ですから、それを防ぐためには、ゼラチンとビタミンCの摂取が有効と考えられるのです。

第4章

ゼラチンは眼にもいい

15

角膜も水晶体もコラーゲンでできている

角膜はコラーゲンでできている

人間の目は、図のような構造をしています。眼球は、強膜という厚い膜によって覆われていて、この膜によって丸い形状が保たれています。そして、前方の角膜は出っ張っており、そこから光が入ってきて、網膜に像が結ばれて、それが視神経から脳に伝わって、目の前のものを認識できるのです。

ところで、**強膜も角膜も、コラーゲンから成る線維でできています。**角膜の部分は、コラーゲン線維が規則正しく並んでいるため透明ですが、強膜のほうは、不規則なため白く不透明の状態になっています。

角膜は眼を保護するとともに、入ってきた光を屈折させて、網膜に焦点を結ぶことに役立っています。

ちなみに、水酸化ナトリウムなどのたんぱく質を溶かす化学物質が目に入ると、角膜が溶けてしまい、失明する危険性があるので、注意して下さい。水酸化ナトリウムは、洗濯用の漂白剤、あるいはカビ取り剤などに含まれています。

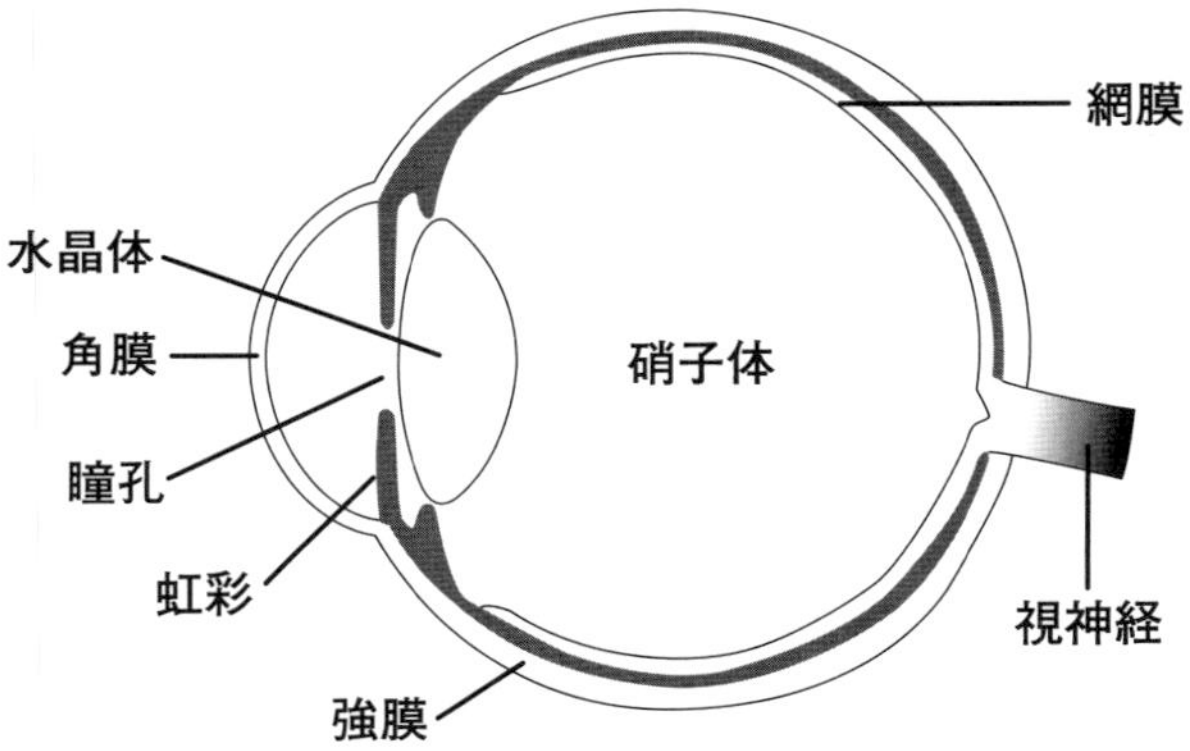

人間の体は常に新陳代謝が行なわれているので、角膜や強膜を構成するコラーゲン線維も、古いものが老廃物として、毛細血管によって運び出され、新しいコラーゲン線維がそれらに供給されています。

ですから、それらの原料となるゼラチンを食べることは、角膜や強膜の代謝を活発にして、それらをよい状態に維持することに役立っていると考えられます。

水晶体も一部はコラーゲン

角膜の透明性が失われた場合、光がとおりにくくなって、ものがはっきり見えにくくなりますが、**透明性を維持するためには、コラーゲン線維が規則正しく並ぶ必要があります。**

そのためには、コラーゲン線維が十分に生成される必要があり、ゼラチンを食べることで、それが生成されやすくなることが期待されます。

次に**水晶体**ですが、これも、**一部はコラーゲン**でできています。水晶体は眼のレンズの役割をするもので、遠近を調節して、網膜に像が結ぶようにしています。ですから、それの機能がおかしくなると、像が正しく結ばれなくなってしまいます。
水晶体は、基本的には**クリスタリンというたんぱく質で構成**されていますが、**外側の部分はコラーゲンでできており、加齢にともなって弾力性が低下**します。したがって、ここでも、**コラーゲンの供給が必要とされる**のです。そのためには、それの**原料となるアミノ酸が必要**となるわけです。

16

加齢によって起こる飛蚊症は、硝子体のコラーゲンが関係している

高齢者に多い飛蚊症

「めん玉」という言葉がありますが、目の大部分を占めている**球状の硝子体（ガラス体）は、水とコラーゲン線維とヒアルロン酸でできています。**3次元の網状構造をしたコラーゲン線維の間に、**多量の水分を含んだヒアルロン酸が存在して、ゼリー状になっている**のです。このコラーゲン線維に異常がみられると、ある症状がみられるよ

うになります。

飛蚊症《ひぶんしょう》という言葉を聞いたことがあるでしょうか？ これは、空間を黒い糸くずのようなものが移動しているように見える症状で（実際にはそんなものは存在しないのですが）、まるで蚊が飛んでいるように見えるので、こう呼ばれているのです。飛蚊症は高齢者に多く、実は私もこれまでに飛蚊症を何度か経験したことがあります。

硝子体に不透明線維ができる

この症状は、硝子体の中のコラーゲン線維が原因で起こるものです。コラーゲン線維は本来透明なのですが、加齢にともなって、これが集まってきて不透明な状態のものができてしまいます。

すると、角膜を通って入ってきた光の通り道に、不透明なコラーゲン線維が存在することになり、それが網膜に影を作ることになります。そのために、実際には存在しないのに、黒い糸くずのようなものが見えてしまうのです。

そして、硝子体はゼリー状をしていますので、不透明なコラーゲン線維が少しずつ移動するため、糸くずも移動しているように見えて、まるで蚊が飛んでいるように見えるのです。

一般には、一度不透明となったコラーゲン線維は、元のように透明になることはないとされています。つまり、飛蚊症は治らないということです。しかし、**人間の体の中では、常に新陳代謝が行なわれているので、新たにコラーゲン線維が作られれば、古くなった不透明なコラーゲン線維は分解されて老廃物となり、毛細血管によって運びだされるはず**です。

硝子体に必要なコラーゲン

私の経験からいうと、実際にこうした新陳代謝が起こっているようです。というのも、飛蚊症になってしばらくしてから、その症状がなくなったからです。これは、不透明なコラーゲン線維が消滅したということなのでしょう。もちろん、またしばらくして、飛蚊症が再び発生して、また、それが消えるということを繰り返しているわけですが……。

この際に、ゼラチンが一役買ったのではないかと考えられます。つまり、ゼラチンを毎日食べることによって、それだけ硝子体中のコラーゲン線維ができやすくなると考えられます。これは、新しいコラーゲン線維なので、おそらく透明な状態でしょう。そして、古い不透明なコラーゲン線維が、老廃物となって硝子体から消えたとします。その結果、透明なコラーゲン線維が増えて、飛蚊症がなくなったのではないかと考えられるのです。

しかし、加齢は避けられないので、再びコラーゲン線維が集まって不透明な状態となり、また新たに透明なコラーゲン線維が作られ、不透明なコラーゲン線維は再び老廃物となって、硝子体が消える——こうしたことが繰り返されているのではないかと考えられるのです。

いずれにせよ、**硝子体にとってコラーゲンは欠かせない**ものであり、ゼラチンを食べることで、その原料となるグリシンやプロリンなどのアミノ酸を供給することは、透明な新しいコラーゲン線維の生成を促進すると考えられるのです。

第5章

コラーゲンサプリはいらない、ゼラチンを食べよう

17 コラーゲン入り美容ドリンクは飲まないほうがよい

［資生堂　ザ・コラーゲン］はおすすめできない

コンビニやドラッグストアなどには、いわゆる美容ドリンクなるものがずらっと並んでいます。代表格は、［資生堂　ザ・コラーゲン］（資生堂薬品）で、1本（50ml）あたりコラーゲンを1000mg含んでいます。しかし、飲まないようにしたほうが無難です。なぜなら、**安全性の不確かな合成甘味料が含まれている**からです。

［資生堂　ザ・コラーゲン］の原材料は、「エリスリトール、コラーゲンペプチド（魚由来）、還元麦芽糖水飴、コケモモ果汁、こんにゃく芋エキス、ローヤルゼリーエキス、アムラ果実エキス、オルニチン、GABA（γ-アミノ酪酸）、酸味料、V・C、香料、環状オリゴ糖、増粘多糖類、V・B_6、V・E、V・B_2、ヒアルロン酸、甘味料（アセスルファムK、スクラロース）、ヒアルロン酸、（原材料の一部にゼラチン、大豆を含む）」です。

この中で、コラーゲンペプチドとは、コラーゲンを分解したものです。また、ヒアルロン酸も含まれています。これは、皮膚に含まれる保湿成分で、1gで約6リットルの水を保持する能力があるとされています。ただし、ヒアルロン酸は分子量が大きいため、そのまま吸収されることはありません。また、分解された成分がヒアルロン酸の原料になるかどうかも分かっていません。

スクラロースは有機塩素化合物の一種

原材料で問題なのは、**合成甘味料のスクラロースとアセスルファムK（カリウム）**

です。スクラロースは、ショ糖（スクロース）の三つの水酸基（-OH）を塩素（Cl）に置き換えたもので、悪名高い「有機塩素化合物」の一種。有機塩素化合物には、農薬のDDTやBHC、地下水汚染を起こしているトリクロロエチレン、猛毒のダイオキシンなどがあります。

ただし、スクラロースが、DDTやダイオキシンと同様な毒性を持っているというわけではありません。それでも、スクラロースを5%含むえさをラットに食べさせた実験では、胸腺や脾臓のリンパ組織を委縮させること分かりました。また、脳にまで入り込むことが分かっています。さらに、妊娠したウサギに体重1kgあたり0・7gのスクラロースを強制的に食べさせた実験では、下痢を起こして、それにともなう体重減少が見られ、死亡や流産が一部で見られました。

肝臓にダメージを受ける可能性

アセスルファムK（カリウム）は自然界には存在しない化学合成物質で、砂糖の約200倍の甘味があり、2000年に添加物として認可されました。しかし、体内で

分解されないため、異物となってグルグルめぐり、臓器や組織のシステムを乱す恐れがあります。

イヌにアセスルファムKを0・3％および3％含むえさを2年間食べさせた実験では、0・3％群でリンパ球の減少が、3％群ではGPT（肝臓障害の際に増える）の増加とリンパ球の減少が認められました。つまり、**人間の場合も、肝臓や免疫に対するダメージが心配される**のです。

また、妊娠したネズミを使った実験では、胎児に移行することがわかっています。体内で分解されないため、へその緒を通って胎児に移行するのです。動物実験では、催奇形性（胎児に障害をもたらす毒性）は認められなかったという判断になっていますが、人間が摂取した際にどうなるのか、不安を感じざるをえません。

ですから、**スクラロースもアセスルファムKもできるだけ摂取しないほうがよい**のです。なお、［コラーゲンビューティ7000プラス］（DHC）や［美チョコラコラーゲンジュレ］（エーザイ）などにもスクラロースとアセスルファムKが添加されているので、おすすめできません。

18

「アミノコラーゲン」も利用しないほうがよい

「プレミアム」は、スクラロースを含む

コラーゲンが女性にとても人気があるため、粉末状のコラーゲン製品が各メーカーから売り出されています。代表格は明治の「アミノコラーゲン」です。これには通常タイプと、ヒアルロン酸やグルコサミンなどを加えたプレミアムタイプがありますが、「アミノコラーゲン　プレミアム」を飲むのはやめたほうがいいでしょう。なぜなら、

合成甘味料のスクラロースが添加されているからです。

［アミノコラーゲン　プレミアム］の原材料は、「魚コラーゲンペプチド（ゼラチン）、マルトデキストリン、植物油脂、コエンザイムQ10、米胚芽抽出油（セラミド含有）、トレハロース、V・C、グルコサミン、アルギニン、香料、ヒアルロン酸、乳化剤（大豆を含む）、増粘剤（アラビアガム）、甘味料（スクラロース）」です。前述の「資生堂ザ・コラーゲン」と同様にスクラロースが含まれることがわかります。

スクラロースは前述のように**有機塩素化合物の一種**ですが、**有機塩素化合物はほとんどが毒性物質**であり、**地球環境を汚染している物質**なのです。**農薬として使われている**ものも多く、スクラロースも農薬を開発中にたまたま甘味が見いだされ、甘味料として利用されるようになったといわれています。

舌をしびれさせる添加物

スクラロースが添加された乳飲料を試しに口に含んでみたことがあるのですが、渋いような苦いような変な甘みを感じました。そして、舌にしびれを感じました。しかも、そのしびれは長時間続いたのです。

人間の舌は、いわばセンサーの役目をしています。つまり、**体に害がある食べ物を変な味に感じて、それが体内に入らないようにしている**のです。ですから、腐ったものは酸っぱいような変な味に感じますし、**毒性のあるものは苦く感じたり、しびれを感じたりする**のです。その点では、スクラロースはどう贔屓目《ひいきめ》に見ても体にとってよいものではありません。

では、通常タイプの［アミノコラーゲン］はどうでしょうか？　その原材料は、「魚コラーゲンペプチド（ゼラチン）、マルトデキストリン、植物油脂、V・C、グルコサミン、アルギニン、増粘剤（アラビアガム）、香料、乳化剤（大豆を含む）」で、V・C以降が添加物です。

増粘剤のアラビアガムは、アラビアゴムノキまたは同じ種類の植物の分泌液を乾燥させた粘性のある多糖類です。急性毒性はきわめて弱いのですが、人間がアラビアガムを吸引した場合、喘息や鼻炎を起こすことがあるとされています。乳化剤は、水と油を混じりやすくするもので、「大豆を含む」とあるので、大豆から抽出されたレシチンが使われていると考えられます。ただし、これだけなのか、それともその他にも何かが使われているのかはわかりません。

ゼラチンパウダーを食べるようにしよう

それほど問題のある添加物は使われていないのですが、口に入れると口内に刺激を感じ、飲み込むと胃にも刺激を感じます。ですから、おすすめはできません。やはり**添加物の使われていないゼラチンパウダーを食べるようにしたほうがよいでしょう。**

このほか、ロッテの「うるアップコラーゲン　パウダー缶」の原材料は、「豚コラーゲンペプチド、デキストリン、パインアップル果実抽出物（セラミド含有）、豚プラセンタエキス、ハトムギエキス、トレハロース、香料、ビタミンC、ヒアルロン酸、増粘剤（プルラン）、卵殻Ca、甘味料（アセスルファムK、ステビア）、（原材料の一部にゼラチンを含む）」です。

これにも、**合成甘味料のアセスルファムKが使われています。**したがって、飲まないようにしたほうが賢明です。

19

各メーカーのコラーゲンサプリもいらない

添加物が多く使われている

健康食品メーカーのＤＨＣやファンケルからは、各種サプリメントが発売されていますが、その中にコラーゲンサプリがあります。魚から得られたコラーゲンを分解してペプチド（アミノ酸がいくつか結合したもの）にしたものです。したがって、ゼラチンを食べるのと同じような効果があると考えられるのですが、**錠剤にするために各種**

の添加物が使われています。

こうしたサプリは通常毎日摂取するものなので、できるだけ余計な添加物を含まないもののほうがベターです。そういう意味では、市販されているコラーゲンサプリもおすすめできません。

まずDHCの「コラーゲン」ですが、原材料は「コラーゲンペプチド（魚由来）、ビタミンB_1、ビタミンB_2、セルロース、ステアリン酸Ca、二酸化ケイ素、（原材料の一部にゼラチンを含む）」です。ここで、ビタミンB_1以降が添加物です。

栄養強化剤は問題ないが……

ビタミンB_1とB_2は、栄養強化剤（強化剤）であり、通常の食品添加物とは違います。

一般に食品添加物は、保存料、酸化防止剤、着色料など、業者が食品を製造したり、流通させたりするのに都合のいいものであって、消費者にはほとんどメリットはありません。それどころか、健康を害する心配のあるものが多いのです。

一方、栄養強化剤は、もともと食品に含まれているビタミン類やアミノ酸類などで、体にとってプラスになるもので、安全性の点でも問題のないものがほとんどです。ビタミンB_1とビタミンB_2も、栄養素の一種であって、問題はありません。

また、セルロースは、植物の細胞壁を構成するもので、サツマイモや海藻など食品として利用されている物から得られたものであり、これも安全性に問題はありません。このほか、ステアリン酸Ca（カルシウム）は、脂肪を構成するステアリン酸（脂肪酸の一種）とCaが結合したもので、これも安全性に問題はありません。

ガラスの成分を含む

問題なのは、**二酸化ケイ素**です。これは、**ガラスの成分**であり、それを**細かくすり潰したもので、錠剤を作るために使われています。**消化されないため、腸から吸収されずに排泄されてしまうと考えられますが、**毎日ガラスの成分が胃や腸に入り込んできた場合、それらによって粘膜が物理的にどういう影響を受けるのかは未知な部分があります。**これまでにこうした成分を毎日食べ続けてきたという経験がないからです。

したがって、できれば摂取しないほうがよいと考えられます。

一方、ファンケルの［HTCコラーゲンDX］の原材料は、「トリペプチド高含有コラーゲンペプチド（ゼラチン）、でんぷん、リンゴエキス末、セルロース、ステアリン酸カルシウム、シェラック」で、セルロース以降が添加物です。

シェラックは、光沢剤の一種で、錠剤にツヤを出すために使われています。これは、熱帯アジアに生息しているラックカイガラムシが分泌するロウ状物質を分離精製して得られたものです。

シェラックについては、とくに毒性があるという報告は見当たりませんが、**本来食品として利用されているものではないため、人間が長期間摂取し続けた場合、どういう影響が出るのかは、はっきりとは分からない状況です。**ですから、毎日摂取し続けるコラーゲンサプリに、こうした物質が入っているのは、好ましいことではありません。

20

市販のコーヒーゼリーやフルーツゼリーを食べても、コラーゲンは補給できない

ゼラチンが使われていない

スーパーやコンビニなどには、コーヒーゼリーやフルーツゼリーが売られているので、「これを食べてコラーゲンを補給しよう」と思っている人もいるでしょう。しかし、それはまったくのムダなのです。なぜなら、それらにはコラーゲン（ゼラチン）が含まれていないからです。

たとえば、「グリコカフェゼリー」（グリコ乳業）の原材料を見てみると、「果糖ぶどう糖液糖、砂糖、コーヒー、洋酒、ゲル化剤（増粘多糖類）、香料、カラメル色素」とあります。つまり、どこにも「ゼラチン」の文字はないのです。

では、いったい何で固めているのでしょうか？　その正体こそが、ゲル化剤の増粘多糖類なのです。増粘多糖類は、樹木の分泌液、植物の種子、海藻、細菌などから抽出された粘性のある多糖類で、全部で30品目程度あります。毒性の強いものはそれほどないのですが、いくつか危険性のあるものもあります。なお、増粘多糖類は、単独で使われた場合、具体名が表示されますが、2品目以上使った場合、「増粘多糖類」としか表示されないので、何が使われているのか分かりません。

増粘多糖類とゼラチンはまったく違う

増粘多糖類も、ゼラチンと同じように液体を固める働きがあります。しかし、まったくの別物なのです。増粘多糖類は炭水化物の一種であり、ゼラチンはたんぱく質の一種だからです。ですから、**増粘多糖類**は、体の中でエネルギーにはなりますが、**コ**

ラーゲンの原料にはなりません。そのため、**それをいくら摂取しても、体内でコラーゲンが増えることはない**のです。

なお、この製品には、もう一つ問題があります。それは、**カラメル色素**を添加していることです。カラメル色素にはカラメルⅠからⅣの四種類があるのですが、そのうちのカラメルⅢとカラメルⅣには、4－メチルイミダゾールという物質が含まれています。ところが、**アメリカで行なわれた動物実験で、4－メチルイミダゾールに発がん性のあることが分かった**のです。つまり、ⅢとⅣには発がん性物質が含まれているということなのです。

ただし、4種類あるうちどれが使われても、「カラメル色素」としか表示されません。ですから、消費者には、どのカラメル色素が添加されているのか分からない状況なのです。

フルーツゼリーもゼラチンを含まず

コーヒーゼリーとともに、フルーツゼリーもスーパーなどでよく売られていますが、代表的な雪印メグミルクの「ジューシーぶどうゼリー」の原材料は、「砂糖・異性化液糖、ぶどう果汁、酸味料、ゲル化剤（増粘多糖類）、香料、乳酸カルシウム」であって、やはりゼラチンは使われていません。増粘多糖類で、ゼリー状に固めているのです。ですから、この製品をいくら食べても、コラーゲンを補給することはできないのです。

しかも、この製品のふたをあけると、ぶどうらしきにおいが鼻を刺激しますが、ぶどうとはどこか違う、不自然なにおいです。香料によって作られたにおいだからです。**香料は、合成が約150品目、天然が約600品目**もあって、それらを数品目、あるいは数十品目組み合わせて独特のにおいが作られています。しかし、**その製法は企業秘密**になっていて、**具体的に何が使われているのかは、ほとんど分かっていない**状況です。合成香料の中には、毒性の強いものもありますが、それが使われていたとしても、「香料」としか表示されないので、消費者には分かりません。

また、天然香料の中には、オケラやネズミモチなど正体不明のものもありますが、それらが使われていたとしても、「香料」としか表示されないのです。

第6章

健康に長生きするために、体にいいものを積極的に摂ろう

21 緑茶を毎日飲んで、中性脂肪を減らそう

茶カテキンが脂肪を燃焼しやすくする

日本人は、昔からお茶、とくに緑茶を飲んできました。食事をした後にお茶を飲むと、口の中がサッパリしますし、また、**緑茶にはビタミンCが含まれているので**、それを補給する意味もあったと考えられます。さらに、もう一つ、**体内の中性脂肪の吸収を抑える**という意味もあったようです。日本人は、アメリカ人などに比べて一般的

に痩せていますが、緑茶を飲んでいる人が多いからかもしれません。

花王から出ている［ヘルシア緑茶］は、「脂肪を消費しやすくする」というトクホ（特定保健用食品）ですが、それは、緑茶に含まれるポリフェノールの一種の茶カテキンの働きによるものです。この製品には、1本（350ml）あたり540mgの茶カテキンが含まれています。これは、通常のお茶飲料に含まれる茶カテキンの約3・5倍。この高濃度茶カテキンが脂肪の消費をうながすため、「本品は茶カテキンを豊富に含んでおり、エネルギーとして脂肪を消費しやすくするので、体脂肪の気になる方に適しています」という表示が許可されているのです。

つまり、体の中性脂肪をエネルギーとして消費しやすくすることによって、中性脂肪が蓄積するのを防ぐということなのですが、これは人間に対する臨床試験で確認されているといいます。

臨床試験で体脂肪が減った！

花王によると、軽度肥満の健康な男女80人に高濃度茶カテキン飲料（1本あたり茶カテキンを５８０㎎含む）とコントロール飲料（１本あたり茶カテキンを１２６㎎含む）を１日１本、12週にわたって続けて飲んでもらったところ、高濃度茶カテキン飲料群では、腹部の内臓脂肪および皮下脂肪の面積が減少したといいます。そのため、「脂肪を消費しやすくする」トクホとして、許可されたのです。

このことから、**高濃度の茶カテキンが中性脂肪を消費しやすくする**ことはほぼ間違いないことなのですが、それは、**通常のお茶に含まれる茶カテキンでも起こる現象**なのです。前出の「『健康食品』の安全性・有効性情報」でも、お茶について、「血中のコレステロールおよびトリグリセリド（中性脂肪）を低下させるのに経口摂取で有効性が示唆されている」と述べています。

有機の緑茶で中性脂肪が半分以下に！

私の場合、緑茶の効果をかなり実感しています。というのも、一年間飲み続けて中性脂肪がだいぶ減ったからです。恥ずかしながら、運動不足のせいか、以前から中性脂肪が少し高めで、毎年行っている健康診断では、いつも基準値（50～１４９㎎／dl）

をオーバーしていました。２０１０年11月16日に受けた検診では、なんと２０２㎎／dlもあり、「これはまずい」と思いました。中性脂肪が高いと動脈硬化が起こりやすいとされているからです。

そこで、近くのスーパーで**有機栽培された緑茶**を買ってきて、ほとんど毎日飲むようにしました。有機のものを選んだのは、**お茶は洗うことができないため、農薬が残留していた場合、そのままお湯に溶け出す心配がある**からです。

それからというもの、**意識して緑茶を１日に２～３杯飲むようにしました。**そして、いよいよ年に一回の健康診断の日（２０１１年12月６日）がやってきて、検査を受けたところ、中性脂肪が85㎎／dlに減っていたのです。これは紛れもない事実で、その数値が書かれた検査報告書は今も手元に大事に持っています。

緑茶を飲むようにしたこと以外は、食事は以前とほとんど変わりませんでしたし、運動も以前と同様にそれほど行なっていなかったので、やはり緑茶の働きによって、中性脂肪が減ったと考えられるのです。

22
お腹の調子を整えるにはプレーンヨーグルトがよい

乳酸菌が腸内環境を改善

下痢や便秘で悩んでいるという人は少なくないと思いますが、**その原因の一つは、腸内細菌叢《さいきんそう》の乱れ**にあります。腸の中には、大腸菌、乳酸菌、ビフィズス菌、ウェルシュ菌など様々な細菌が生息していて、それは約100種類、100兆個以上になるといわれています。

これらは、善玉菌と悪玉菌に分けることができ、暴飲や暴食、ストレスなどによって悪玉菌が増えると、腸内環境が悪くなって、下痢や便秘を起こすとされています。

市販されている整腸薬の中には、善玉菌である乳酸菌を成分としたものがありますが、それを飲むことで悪玉菌の勢力を抑えて、腸内環境を整え、下痢を改善しようというものです。ですから、下痢や便秘を改善するためには、**善玉菌を増やして、腸内環境をよくする**ようにすればよいのです。

そのためにもっともふさわしい食べ物は、**プレーンヨーグルト**です。それらは、生乳や乳製品で作られていて、**余計な添加物を含まず、善玉菌である乳酸菌やビフィズス菌を大量に含んでいます**。ですから、それらを食べることで善玉菌が腸の中で増えて、腸内環境が改善されるのです。

【小岩井生乳100%ヨーグルト】がおすすめ

代表的なプレーンヨーグルトとしては、[明治ブルガリアヨーグルトLB81プレーン」(明治)があります。使われているLB81乳酸菌は、**善玉菌**の代表格といえるもので、**腸内の悪玉菌が増えるのをおさえて、腸内環境を整える働きがあります**。女子大生106人に「明治ブルガリアヨーグルトLB81」を食べてもらったところ、便通がよくなり、便秘が改善されたといいます。そのため、「お腹の調子を整える」トクホ（特定保健用食品）として、消費者庁から許可されています。

また、「森永ビヒダスBB536プレーンヨーグルト」（森永乳業）も、よく知られた製品です。

乳児の腸に多いビフィズス菌が入ったヨーグルトで、これも、お腹の調子を整えるトクホです。人での臨床試験で、排便回数や便性状の改善が認められています。

もう一つ、おすすめの製品を紹介しましょう。それは、「小岩井生乳100％ヨーグルト」（小岩井乳業）です。これも、トクホの許可を受けていて、「生きたビフィズス菌（ビフィドバクテリウム・ラクティスBB-12）の働きにより腸内の環境を改善し、おなかの調子を良好に保ちます」という許可表示があります。この製品は、ビフィズス菌を含んでいるだけでなく、**生乳100％**であるため、舌触りがなめらかで、酸味の少ない、とても食べやすいヨーグルトに仕上がっています。プレーンですが、砂糖をかけなくても、そのまま十分食べられます。また、1個（400g）が200円前後ですから、それほど高くはありません。

市販のフルーツヨーグルトはやめよう

ビフィズス菌は、善玉菌の代表格で、乳幼児の腸に多く生息しています。ところが、年齢を重ねるとともにビフィズス菌は減っていってしまうのです。ですから、ビフィズス菌を含むヨーグルトを食べて、腸の中にそれが増えるということは、ある意味で腸が若返るということでもあるのです。

なお、**スーパーやコンビニ**などには、プレーンヨーグルトのほかに、**ブルーベリーやストロベリーなどの各種フルーツヨーグルト**が売られていますが、**それらは買わないようにして下さい。**というのも、刺激的で人工的なにおいのする香料が使われているため、人によっては、気分が悪くなることがあるからです。また、**合成甘味料のスクラロースやアセスルファムKが使われている**ので、その点でも食べないほうが賢明です。

23

お酒は適度に飲めば、血行をよくして心臓病を予防する

泉重千代さんは毎日お酒を飲んでいた

30年以上も前のことですが、当時世界最長老で、元気に生活していた鹿児島県・徳之島在住の泉重千代《いずみしげちよ》さん（当時、113歳とされていましたが、実際には98歳であったようです）について、電話で家族に話を聞いたことがありました。その際、重千代さんは毎日黒糖焼酎を夕食時に飲んでいるとのことでした。それから魚をよく食べている

とのことで、この二つが長寿の秘訣なのかなと思ったのを覚えています。ちなみに、当時は98歳だったようですが、それでも十分長寿です。

重千代さん以外でも、長寿の人がお酒を飲んでいるという話はこれまでも何度も聞いたことがあります。「酒は百薬の長」といわれますが、飲み方によっては、健康で長生きするのを助けてくれるようです。

医学的に認められているお酒の効能

お酒、すなわちアルコールについては、「体に悪い」「いや、体によい」、あるいは「依存症になるのでよくない」「依存症になるのは飲みすぎるから」など、様々な意見がありますが、適度に飲むようにすれば、体にプラスになることは医学的にも認められています。そのプラスとは、次のようなものです。

1. 血液の循環を活発にする。
2. 動脈硬化を予防する。
3. 心筋梗塞や狭心症を予防する。

4. 精神をリラックスさせる。

おそらくいずれも納得いただけるのではないかと思います。アルコールは心臓を刺激して、拍動が活発になります。そのため、血液を送り出す力が強くなって、血液の循環がよくなるのです。また、血管を拡張して、血行がよくなるため、動脈硬化を予防することになります。動脈硬化が予防できれば、心筋梗塞や狭心症、さらには脳梗塞も予防することができます。また、アルコールを飲むことで、精神がリラックスするのは周知の事実です。

「適度」とはどのくらいか

ただし、問題なのは「適度」とはどのくらいかということです。一般に、1日に日本酒なら1合から2合（180〜360㎖）、ビールなら中ビン1本（500㎖）、焼酎なら100〜200㎖といわれています。しかし、飲み始めたらこれで終わる人はほとんどいないでしょう。たいてい気分がよくなって、飲めるだけ飲んでしまうものです。

私の場合、まずビールを飲んで、それから日本酒を飲み、場合によってはウォッカの炭酸割を飲みます。ですから、けっこうアルコールを摂取することになるのですが、一回飲んで次の日は続けて飲まず、あるいは続けて飲んでもせいぜい2日、最高で3日として、飲まない日を作るようにしています。というのも、アルコールを飲むとどうしても胃が荒れるので、それの回復が必要だからです。おそらく肝臓にも負担がかかっているので、毎日続けて飲むのはよくないでしょう。ただし、これはあくまでも私の場合ですので、それぞれ個人で自分に合った飲み方を見つけてください。

なお、日本酒を飲む場合は、**「純米酒」**をおすすめします。これは、**米と米麹のみから作られているもので、昔ながらの日本酒**です。一般には、これ以外に醸造アルコールが使われていて（これは本醸造といわれている）、ツンとくるにおいがして、のどごしが悪いのです。また、悪酔いや二日酔いも起こしやすいのです。

一方、**発泡酒や第三のビールには、合成甘味料のアセスルファムKを添加した製品があるので、原材料をよく見て、それが含まれているものは避ける**ようにして下さい。

第7章

健康に長生きするために、体に悪いものを避けよう

24

歯はとても大事、だから歯周病にならないために歯磨き粉の使用を止めよう

健康で長生きの人は、歯が丈夫

私の周囲には、80歳を過ぎても元気な人が何人もいますが、その人たちはたいてい歯が丈夫です。**歯が抜けてしまうと、食べ物を咀嚼《そしゃく》することが十分にできなくなり、胃に負担がかかり、栄養の吸収が十分に行われなくなります。**これでは、健康に長生きするのは難しいでしょう。

そんな**大切な歯を失わせてしまうのが、歯周病**です。歯周病は、歯の周りの組織（歯周）が炎症などを起こして、不健康な状態になることです。歯の周りの歯肉が腫れたり、ブヨブヨしたりするなどの状態になったのが、歯肉炎です。さらに、それが広がって歯の周りの歯周が炎症を起こした状態が、歯周炎です。歯肉炎と歯周炎を合わせて歯周病といいます。**歯は歯槽骨《しそうこつ》によって支えられ、固定されている**のですが、**やがて歯周病が進むと、歯槽骨がしだいに溶け出し始めます**。それは徐々に進行し、**やがては歯を支えられなくなって、歯が抜けてしまう**ことになるのです。

歯垢が口内トラブルの元凶

では、歯周病はどうして起こるのでしょうか？　**その最大の原因は、歯と歯茎の間にできる「歯垢（プラーク）」**です。これは、食べかすや細菌、細菌の代謝産物からなるものです。**歯垢では細菌が増殖し、毒素を作ります。それが歯肉やその周囲に作用して、腫れや痛み、変色、出血などを引き起こす**のです。これが**歯周病**です。

また、**歯垢に含まれる細菌は、歯を溶かす酸を出すため、虫歯も発生**します。さらに、**口臭の原因**ともなります。つまり、**歯垢は口内トラブルの元凶**なのです。ですから、口内を健康に保つためには、この**歯垢をいかに除去するかがひじょうに重要**なのです。

ところが、市販の歯磨き粉（歯磨き剤）を歯ブラシに付けて歯を磨くと、歯垢を十分に取り除くことが難しいのです。なぜなら、歯磨き粉には刺激性成分がいくつも入っているため、歯茎や舌に刺激を感じて、せいぜい5分くらいで歯磨きをやめざるを得ないからです。

市販の歯磨き粉には、必ず合成界面活性剤が配合されています。これは、泡を立てて歯の表面を洗浄するためのもので、通常、※**「ラウリル硫酸Na」**が使われています。しかし、**刺激性が強く、**歯磨きの後に食べ物の味が分からなくなるのは、ラウリル硫酸Naによって、**舌の細胞が影響を受ける**からと考えられています。さらに、保存料の※パラベンや香味剤として人工甘味料のサッカリンNaが配合されています。**サッカリンNaは、発がん性の疑いがもたれているものです。**

※ ラウリル硫酸Na…強い洗浄力と豊富な泡立ちが特徴の成分。歯磨き粉やシャンプーに広く使われているが、刺激性がある。
※ パラベン…防腐剤として食品や医薬品、化粧品などに広く使われている成分。石油由来の成分である。

歯磨きは歯磨き粉を使わずに

こうした化学物質がいくつも含まれているため、市販の歯磨き粉を使って歯を磨くと、口内が刺激を受けて、ブラッシングの時間が短くなり、歯垢が十分に取り除かれないのです。それが毎日続けば、やがては歯周病となり、最悪の場合、歯が抜けてしまうのです。

ですから、**歯磨きは歯磨き粉を使わずに、歯ブラシだけで行なってください。**そうすれば、**長くブラッシングできるので、歯垢をきれいに除去することができます。**私は25歳の時に歯科衛生士からそうした指導を受けて、それをずっと続けているため、いたって健康な歯肉を維持できています。もちろん歯周病になったことは一度もありません。

ただし、「歯磨き粉を使わないとすっきりしない」という人もいると思いますので、そんな方には、［シャボン玉せっけんハミガキ］（シャボン玉石けん）などの石けん歯磨き粉をおすすめします。これなら刺激性のある化学物質は含まれていないので、安心して長時間ブラッシングを行なうことができます。また、歯の表面の汚れを落として、歯を白くすることができます。

25

風邪予防にはヨードうがい薬ではなく、水でうがいをしよう

ヨードうがい薬はおすすめできない

「風邪は万病の元」といいます。「風邪くらいで」とバカにしていると、悪化して、最悪の場合、命にかかわることもあります。とくに高齢者は、肺炎を起こすことがあるので要注意です。そこで、風邪をひかないように予防を心がけることが大事になってくるのですが、「イソジン」（明治）などのヨードうがい薬で毎日うがいをするのは、

おすすめできません。かえって、風邪にかかりやすくなってしまうという調査結果があるからです。

市販されているヨードうがい薬は、何種類か出ていますが、基本的にはどれも同じです。溶液1ml中にポビドンヨードという有効成分を70㎎（約7％）含んでいます。そのほかは、エタノール、1-メントール、サッカリンNa、香料などの薬用添加物が使われています。

有効成分のポピドンヨードは、ヨウ素（ヨード）をポリビニルピロリドンという化学物質に結合させたもので、日本薬局方に収載された医薬品です。溶液が茶色い色をしているのは、ヨードが水に溶けているためです。

ヨードうがい薬は風邪を予防できない

風邪の原因は約9割がウイルスといわれています。それがのどや鼻などの粘膜で増殖し、細胞を壊すため、のどが荒れたり、鼻水がでたり、あるいは熱が上がったりするのです。ヨードうがい薬の有効成分であるポピドンヨードは、ヨウ素を分離して、それが細菌やウイルス、真菌（カビ）に対して殺菌効果を示します。

しかし、実際にはヨードうがい薬を使っても、風邪を予防することはできず、かえって水でのうがいのほうが予防できるのです。この事実を明らかにしたのは、京都大学保健管理センター（現・健康科学センター）の川村孝教授の研究グループです。

同グループでは、2002〜03年の冬季、北海道から九州まで全国18地域でボランティア387名を募り、くじ引きで「ヨード液うがい群」「水うがい群」「特にうがいをしない群」の三グループに分けて、それぞれのうがい行動を2か月間行なってもらい、風邪の発症率を調べたのです。

「ヨード液うがい群」の場合、説明書に従い、溶液2〜4mlを水約60mlで薄めて、1日に3回以上うがいしてもらいました。一方、「水うがい群」は、水約60mlと条件を同じにして、1日に3回以上うがいしてもらいました。なお、1日の平均うがい回数は、どちらも3・7回でした。その結果、意外な事実が分かったのです。

水でうがいをしよう

まず「特にうがいをしない群」ですが、風邪の発症率は、1か月あたり100人中26・4人でした。およそ4人に1人が発症していることになります。自分や自分の周りを見ていても、冬場に風邪をひく人は、これくらいかなという感じはします。

次に「水うがい群」ですが、同じく17・0人でした。これは、「特にうがいをしない群」に比べて、明らかに発症率が低いといえます。やはり、うがいによる効果が現れたと考えられます。

最後に「ヨード液うがい群」ですが、同じく23・6人という結果でした。この結果は意外であり、衝撃的でした。なぜなら、「水うがい群」よりも風邪の発症率が約1・4倍も高く、「特にうがいをしない群」とそれほど変わらなかったからです。

これは、**ヨウ素によって、のどに生存する常在菌が減ってしまい、風邪ウイルスが侵入しやすくなったり、のどの粘膜が障害を受けたため**と考えられています。結局、ヨードうがい薬でうがいをするよりも、**水でうがいをしたほうが、明らかに風邪を予防できる**ということなのです。

26

肌荒れの原因となるボディソープをやめて、無添加石けんを使おう

肌トラブルの原因はボディソープ!?

「肌がカサカサする」「肌がかゆい」「発疹ができやすい」などの肌トラブルに悩まされている人は少なくないでしょう。その原因は、毎日入浴の際に使っているボディソープかもしれません。なぜなら、市販のボディソープには**刺激性のある化学物質がいくつも含まれているから**です。

市販のポピュラーなボディソープには、「ラウレス硫酸Na」という成分が配合されています。これは代表的な合成界面活性剤で、正式な名称はポリオキシエチレンラウリルエーテル硫酸ナトリウムであり、合成界面活性剤のAES（アルキルエーテル硫酸エステルナトリウム）の一種です。

実はAESは、市販の台所用洗剤の主成分なのです。つまり、**ボディソープには、台所用洗剤に使われている合成界面活性剤が配合されている**ということなのです。

このほか、**防腐剤の安息香酸Na、パラベン、酸化防止剤のBHT、EDTA-2Na、EDTA-3Na、着色料のタール色素なども配合**されています。これらは、いずれも表示指定成分だったものです。

表示指定成分が肌を刺激

表示指定成分とは、旧厚生省が、**皮膚障害やアレルギー、がんなどを起こす可能性**があるとしてリストアップしていた**化学合成物質**で、製品に表示を義務付けていたものです。2001年4月からは、化粧品の全成分表示が義務付けられ、また、医薬部外品についても、業界が全成分の表示を自主的に決めたため、**表示指定成分の制度はなくなりましたが、それらにリストアップされていた化学合成物質が、今も要注意物質であることに変わりはない**のです。

台所用洗剤を使うと手がヒリヒリすることでも分かるように、AESには皮膚に対する刺激性があり、その一種であるラウレス硫酸Naも同様です。ラウレス硫酸Naの0・25％溶液をヒト29人の皮膚に48時間貼付した実験では、6人がかすかに赤くなり、1人が明らかに赤くなり、1人には強い刺激反応がありました（旧・厚生省環境衛生局食品化学課編『洗剤の毒性とその評価』日本食品衛生協会刊）。

さらに、表示指定成分であった防腐剤や酸化防止剤、タール色素などが含まれていて、それらが一度に皮膚に付着するのですから、人によっては刺激を感じたり、赤くなったり、発疹ができたりすることがあるのです。

無添加石けんで体を洗おう

では、何で体を洗えばいいのでしょうか？　**おすすめしたいのが、無添加の固形石**

けんです。これは、脂肪酸ナトリウム（石けん）のみで、香料や着色料などは一切使われていません。そのため、刺激性がほとんどないのです。最近では、ドラッグストアなどにも無添加の石けんが売られていますので、容易に入手することができます。

ちなみに私が使っているのは、シャボン玉石けんの［シャボン玉浴用］です。パッケージには「純石けん分99％の無添加石けんです」と表示されています。つまり、99％が脂肪酸ナトリウムで、金属封鎖剤や香料などは一切使われていないということです。そのため、刺激性はほとんどなく、泡立ちもよいため、気持ちよく洗えて、また、お湯で流すだけで石けん成分がきれいに落ちます。

洗った後がさっぱりしていて、ボディソープで洗った時のようなぬめり感がありません。また、**肌荒れを起こすこともありません。**このほか、牛乳石鹸共進社の［無添加 せっけん］、ミヨシ石鹸［無添加 白いせっけん］などがあります。どちらも、成分は石けん素地、すなわち脂肪酸ナトリウムのみです。値段は、いずれも3個で400円前後です。

27

食品添加物の多い食品は、胃部不快感を起こす可能性があるので避けよう

添加物は人間にとって安全かわからない

現在、スーパーやコンビニなどには、カップめんやインスタントラーメン、ハム・ウインナーソーセージ、スナック菓子、コーラ、おにぎり、サンドイッチなど様々な**加工食品**が売られていますが、これらはすべて**二種類の原材料**で作られています。一つは、小麦粉や米、野菜、果物、砂糖、塩などの**食品原料**。そして、もう一つは**食品**

添加物です。食品原料は、人間の長い食の歴史によって安全性が確認されているものです。しかし、添加物はそうではありません。人間にとって安全かどうかよく分からないまま使われているのです。

厚生労働省は、使用を認可（指定）した添加物について、「安全性に問題はない」と言っていますが、それらの安全性はすべて動物実験で調べられたものにすぎません。つまり、人間で調べられてはいないのです。添加物をえさに混ぜてネズミやイヌなどに食べさせたり、直接添加物を与えたりして、その影響を調べているだけなのです。そして、その結果を見て、「人間にも害はないだろう」という推定のもとで、使用が認められているのです。

微妙な影響は動物実験では知りようがない

しかも、**業者の利益を優先させようとする厚生労働省**は、動物実験によって、発がん性や肝臓・腎臓などに対するダメージ、免疫力の低下などを示唆する結果が得られていても、それらを**過小評価して、添加物の使用を認める傾向にあります。**ですから、そうした添加物をとり続ければ、体に不調が現れる可能性があるのです。

さらに、**動物実験で分かるのは、がんができるか、臓器に障害が出るか、体重が減るかなど、かなりはっきりと分かる症状**です。**人間が添加物を摂取した時の微妙な影響、すなわち、胃部不快感や下腹の鈍痛、口内の刺激感、あるいはアレルギーなど、**自分で訴えないと他の人に伝わらない症状は、**動物では確かめようがない**のです。

また、胃部不快感などの微妙な症状は、複数の添加物が使われていた時に現れやすいと考えられます。いろいろな添加物の刺激を同時に胃や腸などの粘膜が受けるからです。ところが、動物に複数の添加物をあたえるという実験はまったく行なわれていません。1品目をあたえて、その毒性を調べているだけなのです。

添加物の多い食品は避けよう

コンビニのおにぎりやサンドイッチなどを食べた時、歯茎や舌に刺激を感じたという経験はないでしょうか？　製品によっては、舌がしびれることもあります。さらに、胃がピリピリ痛んだり、張ったような感じになったり、もたれたり、重苦しくなったり、気持ちが悪くなったりという胃部不快感を覚えることがあります。さらに、下腹の鈍痛や下痢などをおこすこともあります。

これらの製品には、pH調整剤や酸味料など粘膜を刺激する添加物が含まれているため、こうした症状に陥る人がいるのです。また、みなさんは、駅弁を食べて具合が悪くなったという経験をお持ちではないでしょうか?

駅弁は、駅の売店に常温で陳列されていますが、ご飯もおかずも、**すべて時間がたてば腐る**もの。**それを防ぐために、保存料のソルビン酸K(カリウム)やpH調整剤などが使われています。また、ハムやウインナー、たらこなどには発色剤の亜硝酸Na、さらに調味料(アミノ酸等)もタップリ。**このほか、**酸味料、着色料、増粘多糖類などなど。**まさに**添加物のオンパレード**です。

これらの添加物が口内や胃の粘膜を刺激して、胃部不快感などを引き起こしているのです。ですから、**原材料名をよく見て、添加物の多い食品は避ける**ようにして下さい。

28

発がん性が認められた添加物は極力避けよう

男性の60%、女性の45%ががんを発病

今や日本人の3人に1人ががんで亡くなっています。また、最近の国立がん研究センターの発表よれば、男性の60%、女性の45%ががんを発病しているといいます。つまり、2人に1人以上ががんになっているのです。

がんの主な原因は、放射線、ウイルス、化学物質であることが分かっています。それらが細胞の遺伝子を突然変異させ、その結果として正常細胞ががん細胞に変化してしまうのです。そして、がん細胞が増殖してがんとなるのです。

これらの中でも化学物質の影響が大きいと考えられます。なぜなら、今の私たちは化学物質まみれの生活を送っているからです。食品添加物のほか、残留農薬、合成洗剤、抗菌剤、殺虫剤、香料、揮発性有機化合物（VOC）、トリハロメタン（水道水中の有機物と消毒用塩素が反応してできたもの）、排気ガスなどなど、まさしく私たちは化学物質が充満した中で生活し、毎日それらを体内に取り込んでいるのです。

避けるべき発がん性添加物

中でも、とくに食品添加物の影響が大きいと考えられます。添加物はほとんどの食品に混じっており、毎日口から確実に入ってくるからです。そして、その量も残留農薬や合成洗剤などほかの化学物質に比べて、けた違いに多いのです。したがって、発がん性が認められている添加物はできるだけ避けるようにするべきなのです。では、それらを一つ一つ見ていくことにしましょう。

◎防カビ剤のＯＰＰ（オルトフェニルフェノール）、**ＯＰＰ‐Na**（オルトフェニルフェノールナトリウム）

輸入されたレモン、グレープフルーツ、オレンジ、スウィーティーなどのかんきつ類に使われています。ＯＰＰを１・２５％含むえさをラットに食べさせた実験で、83％という高率で膀胱がんが発生しました。また、ＯＰＰ‐Naについても、０・５～４％の割合でえさに混ぜて、ラットに食べさせた実験で、２％の群で膀胱や腎臓に95％というきわめて高率でがんが発生しました。

◎着色料の赤色２号（赤２）

業務用のかき氷シロップなどに使われています。アメリカのＦＤＡ（食品医薬品局）の実験では、赤色２号を０・００３～３％含むえさをラットに１３１週間投与したところ、高濃度投与群では44匹中14匹にがんの発生が認められました。対照群では、がんの発生は44匹中４匹であったため、ＦＤＡは、赤色２号について、「安全性を確保できない」として、使用を禁止しました。しかし、日本では使用禁止となっていないため、今も使われています。

◎漂白剤の過酸化水素

飲料水に0・1および0・4％の濃度で溶かした過酸化水素をマウスに74日間あたえた実験で、十二指腸にがんが発生しました。使用はかずの子の漂白に限られていて、「最終食品の完成前に分解または除去すること」という使用制限があります。そのため、食品に残っていないという理由で、使われていても表示されません。しかし、完全に除去されているのか、疑問が残ります。塩素のような変な味を感じた時には、食べるのをやめましょう。

◎酸化防止剤のＢＨＡ（ブチルヒドロキシアニソール）

にぼしのほか、油脂、バター、魚介冷凍品などに使われています。ＢＨＡを0・5と2％含むえさをラットにあたえて、2年間飼育した実験で、2％群のラットの前胃にがんが発生しました。にもかかわらず、使用禁止とはならず、現在も使われています。とくににぼしに使われています。

29

発がん性の疑いのある添加物もできるだけ避けよう

発がん性の疑いのある添加物一覧

食品添加物の中には、その化学構造や動物実験の結果から、**発がん性の疑わしいものがたくさんあります。**それらは、はっきりと発がん性が認められているわけではありませんが、**できるだけ避けるように**したほうがよいでしょう。

◎発色剤の亜硝酸ナトリウム

食肉製品（ハム、ウインナーソーセージ、ベーコン、サラミなど）、タラコ、明太子、イクラ、スジコ、魚肉ソーセージなどに使われています。亜硝酸Naは、肉や魚肉、魚卵などに多く含まれるアミンと反応して、ニトロソアミン類という発がん性物質に変化することがあります。ニトロソアミン類は、とくに酸性状態の胃の中で発生しやすいことが分かっています。

◎酸化防止剤のＢＨＴ（ジブチルヒドロキシトルエン）

油脂、バター、魚介冷凍品などに使われています。ＢＨＴについては、ラットを使った実験で、肝臓にがんが発生することが認められています、しかし、がんは発生しなかったというデータもあるため、一般には「発がん性は認められない」という認識になっていて、使用が禁止されていません。

◎甘味料のアスパルテーム

ガム、キャンディ、チョコレート、ゼリー、コーラ、カフェオレなどに使われています。イタリアでラットを使った実験で、アスパルテームが白血病やリンパ腫を起こすことが認められました。また、脳腫瘍の発生と関係があるという指摘もあります。

◎甘味料のネオテーム

菓子類などに使われています。２００７年に使用が認可されました。合成甘味料のアスパルテームを化学変化させて作ったもので、甘味が砂糖のなんと７０００〜１３０００倍もあります。しかし、ラットに対して１日に体重１キログラムあたり０・０５g投与した実験で、腎臓の腺腫（良性の腫瘍）が発生しました。

◎甘味料のサッカリンナトリウム

酢だこや漬け物などに使われています。カナダでのラットを使った実験で、膀胱がんの発生率が高まりました。

◎着色料のカラメルⅢとカラメルⅣ

炭酸飲料、ジュース、カフェオレ、カップめん、インスタントラーメン、菓子類、ケーキ類、ソースなどに使われています。カラメルⅢとⅣには、発がん性のある４－メチルイミダゾールが含まれています。ただし、「カラメル色素」としか表示されないので、カラメルⅢやⅣが使われていても分かりません。

◎保存料の安息香酸ナトリウム

清涼飲料水、栄養ドリンク、シロップ、しょう油、果実ペースト、果汁、キャビアなどに使われています。ビタミンCと反応して、人間に白血病を起こすことが立証されているベンゼンに変化することがあります。

◎着色料の二酸化チタン

ホワイトチョコレートやホワイトチーズなどに使われています。ラットに吸引させた実験で、肺がんの発生率が高まりました。

◎着色料の赤色3号、赤色40号、赤色102号、赤色104号、赤色105号、赤色106号、黄色4号、黄色5号、青色1号、青色2号、緑色3号の11品目

これらはタール色素といわれるもので、漬け物、食肉製品、魚肉製品、菓子類、シロップ、清涼飲料など多くの食品に使われています。しかし、いずれもその化学構造や動物実験の結果から、発がん性の疑いが持たれているものです。

30

市販の野菜や果物に残留している農薬の実態を知ろう

農薬はほとんどが毒性物質

食品添加物と並んで、健康を害している可能性のあるものは、**野菜や果物などに残留している農薬**といえるでしょう。**農薬はほとんどが毒性物質**であり、**発がん性が認められているものもとても多く、**しかも、**野菜や果物に残留していることが少なくない**のです。ですから、それらを**毎日摂取し続ければ、がんになる可能性があるのです。**

ところが、困ったことに農薬の場合、野菜や果物などに残留しているのかどうかについて、何も表示されていません。まったく残留していないかもしれないし、あるいは残留しているかもしれないのです。ただし、**それをおおよそ知る方法がある**のです。それは、**自治体の、とくに東京都が行なっている農薬の検査状況をみること**です。

東京都健康安全研究センターでは、毎年、野菜や果物、米、魚介類、食肉、乳、加工食品について、残留農薬の実態調査を行なっているのです。では、最新のデータを見てみましょう。

同センターでは、2012年4月から2013年3月にかけて東京都内に流通していた輸入農産物の野菜、きのこ、穀類・豆類について、45種167作物を対象に残留農薬を検査しました。その結果、20種52作物から殺虫剤と殺菌剤合わせて41種類の農薬が、痕跡（0.01ppm未満）～0.48ppm検出されました。検出率は31％でした。

このうち、ジフェンコナゾールという殺菌剤が、西洋わさびから0.04ppm、未成熟えんどうから0.02ppm検出され、これらは、一律基準（0.01ppm）を超えていました。つまり、食品衛生法違反であったのです。ちなみに、各農薬に対して残留基準が定められており、それが定められていない農薬に対しては一律基準が適用されます。

ただし、これらの残留量は、ジフェンコナゾールの一日摂取許容量（ADI）の1／260と1／680程度であったといいます。なお、ジフェンコナゾールは、日本では、りんごやナシの黒星病や赤星病などに使われているものです。**これ以外では、残留基準または一律基準を超えるものはありませんでした。**

輸入果物は約6割に農薬が残留

同センターでは、**輸入農産物の果物類**についても、同じ期間に都内で流通していたもの21種121作物について検査を行なっています。その結果、20種69作物から殺虫剤、殺菌剤、除草剤など**51種類の農薬**が、痕跡（0.01ppm未満）〜2.4ppm検出されました。**検出率は57％**です。

このうち、メキシコ産のブルーベリーからビフェントリンという殺虫剤が、一律基準を超えて検出されました。ビフェントリンの残留量は、ADIの1／50程度でした。

なお、この農薬は、日本では、**シロアリの駆除のほか、果樹や野菜にも使われています。**そのほかは、残留基準または一律基準を超えるものはありませんでした。

また、同センターでは、同じ期間に都内で流通していた国内産の野菜および果実30種43作物についても、検査を行ないました。その結果、15種21作物から29種類の農薬が痕跡（0・01ppm未満）〜0・39ppm検出されました。検出率は49％です。ただし、残留基準および一律基準を超えたものはありませんでした。

では、前年はどうなのでしょうか？　その検査結果も見てみましょう。同センターでは、2011年4月から都内で流通していた輸入農作物63種274作物について、有機リン系農薬および含窒素系農薬の残留を検査しました。その結果、有機リン系農薬では殺虫剤13種類が、18種39作物から検出されました。含窒素系農薬では、殺虫剤7種類が11種16作物から、殺菌剤20種類が20種57作物から、痕跡（0・01ppm未満）〜0・94ppm検出されました。

中国産野菜から基準を超えて農薬が見つかる

このうち、中国産の未成熟えんどうから殺虫剤のクロルピリホスと殺菌剤のプロピコナゾールが残留基準を超えており、また、殺虫剤のイソカルボホスが一律基準を超えて検出されました。なお、イソカルボホスは、**日本では農薬登録されていない有機リン系の殺虫剤で、中国ではかんきつ類などに使われている**ものです。このほか、別の中国産の未成熟えんどうから、殺菌剤のジフェノコナゾール、殺菌剤のフルシラゾールが検出されました。

さらに、同センターでは、検査を行なったこれら63種274作物について、有機塩素系農薬、N-メチルカルバメート系農薬、ピレスロイド系農薬、その他の農薬の残留も検査しました。その結果、有機塩素系農薬では、3種類の殺虫剤と4種類の殺菌剤が、12種28作物（検出率10％）から検出されました。N-メチルカルバメート系農薬では、2種類の殺菌剤が4種5作物（1・8％）から検出されました。

ピレスロイド系農薬では、7種類の殺虫剤が17種41作物（15％）から検出されました。その他3種類の殺菌剤、1種類の除草剤、1種類の共力剤※が検出されました。これらの残留量は、痕跡（0・01ppm未満）〜2・8ppmでした。

なお、中国産の未成熟えんどうからピレスロイド系農薬のシペルメトリンが、残留基準を超えて検出されましたが、ADIの約500分の1程度でした。

※　共力剤…殺虫剤と混合して用いると殺虫効果を高める添加剤。

発がん性物質に「しきい値」はない

同センターでは、同じ期間に都内で流通していた国内産の野菜・果物28種58作物についても検査を行ないました。その結果、16種24作物（検出率41％）から殺虫剤と殺菌剤合わせて34種類が検出されました。残留量は、痕跡（0・01ppm未満）〜2・3ppmでしたが、残留基準および一律基準を超えるものはありませんでした。

以上のように、**市販されている野菜や果物には、3割から6割の割合で農薬が残留していること**が分かります。ただし、残留基準を超えたものはほとんどありませんが、中には、中国から輸入されたもので、わずかに残留基準を超えるケースがあるということです。

残留基準を超えていなければ、一般には「食べても健康に影響はない」といわれていますが、農薬の中には発がん性が認められたものも多く、発がん性物質の場合、**しきい値《ち》（これ以下なら安全という値《あたい》）が存在しないので、残留基準以下だからといって、安全とは言えない**でしょう。

31

野菜や果物などの残留農薬を取り除く方法を教えましょう

市販の野菜や果物の3〜6割に農薬が残留

市販されている野菜や果物には、3〜6割の割合で、残留基準以下とはいえ、農薬が残留しているという実態があります。では、**どうすれば農薬の害を防ぐことができるのでしょうか？　実は野菜や果物に残留した農薬を除去する方法がある**のです。それは一言でいうと、**水やお湯でよく洗う**ということです。**洗剤を使う必要はありませ**

ん。

表を見てください。これは、財団法人・農薬残留研究所が行なった実験データをまとめたものです。左端が農薬名で、次がそれを散布した野菜や果物、そして洗い方によっての洗浄率（農薬の除去率）が示されています。この実験で使われたのは、全部で五種類（TPN、NAC、ダイアジノン、スミチオン、ケルセン）の農薬です。

実験では、これらの農薬が、ホウレンソウ、ハクサイ、イチゴ、リンゴ、ブドウに対して、実際の散布と同じ条件で散布されました。そして、水洗いと洗剤洗いが行なわれて、除去率が調べられたのです。洗い方は、10リット

水、洗剤による農薬の洗浄率（除去率）

農薬名	作物	洗浄方法			
		水洗い２分	水洗い５分	洗剤洗い２分	洗剤洗い５分
TPN	ホウレンソウ	98%	98%	99%	
	イチゴ	90%	95%	97%	
NAC	ハクサイ	80%	89%	94%	93%
ダイアジノン	ホウレンソウ	55%	61%	38%	
	リンゴ	4%	66%	29%	31%
	ブドウ	洗浄後も残留量がほとんど変わらなかった			
スミチオン	ハクサイ	18%			15%
ケルセン	ブドウ	2%	24%	42%	54%
	イチゴ	12%	26%	2%	

出典：科学技術庁発行「合成洗剤に関する研究成果報告書」

ルの水、または洗剤を溶かした水に、金網かごに入れた試験作物をそれぞれひたし、2分間または5分間金網かごを前後左右にゆすってふり洗いします。それから金網ごと水にひたして、流水で1分間ゆすり洗いするというものです。一般家庭で洗う場合よりも、洗う時間は長めという感じです。

農薬は水洗いで落とせる

結果は表の通りです。上から順に見ていきましょう。まずTPN（殺菌剤）ですが、ホウレンソウ、イチゴとも除去率はいずれも90％以上とよく落ちています。興味深いのは、ホウレンソウの水洗いの場合、2分でも5分でも除去率は98％と変わりなく、かなり高いことです。また、**洗剤洗いでも水洗いでもほとんど変わらない**ということです。

次にNAC（殺虫剤）。ハクサイのみですが、TPNほどではありませんが、よく落ちています。この二つの農薬の場合、水洗いでかなり除去できることがわかります。

しかし、ダイアジノン（殺虫剤）、スミチオン（殺虫剤）、ケルセン（殺虫剤）はいずれも落ちがあまりよくありません。なお、ハクサイのスミチオン、イチゴのケルセンのように、**洗剤洗いよりも水洗いのほうがよく落ちているケース**もあります。

この実験で分かることは、TPNやNACのように水洗いによって、ほとんど除去できる農薬があるということです。したがって、**よく水洗いをすることが重要なのです。一般に化学物質は水よりもお湯のほうが溶けやすいので、湯沸かし器のお湯を使って洗うと、いっそう農薬を落とすことができる**と考えられます。

巻末付録 1

ゼラチンパウダー製品

ゼラチンとは

ゼラチンは、豚や牛の骨や皮、あるいは魚の皮などに含まれるコラーゲンを酸またはアルカリで処理して、加熱抽出することで得られるもので、それから水分を除いて粉末状にしたものがゼラチンパウダーです。ゼラチンパウダーの90％程度はゼラチン（コラーゲンが少し分解された状態のもの）で、残りはナトリウムや水分などです。なお、サプリメントやコラーゲンドリンクなどに含まれているコラーゲンペプチドは、ゼラチンをさらに分解したものです。ゼラチンの語源は、ラテン語のゼラターからきており、「煮こごり」という意味です。

市販のゼラチンパウダーとして最もよく知られているのは、「ゼライス」（マルハニチロ食品）と「クックゼラチン」（森永製菓）であり、スーパーなどで売られています。ゼラチンパウダーは、ほとんどがたんぱく質であり、それらは各種のアミノ酸、とくにグリシン、プロリン、アラニンなどによって構成されています。

ゼラチンは分子量が大きいので、そのまま腸から吸収されることはありませんが、消化液によって分解されて、各種アミノ酸となって腸から吸収されます。そして、線維芽細胞や軟骨細胞などで、それらのアミノ酸を原料としてコラーゲンが生成されるのです。市販のゼラチンパウダーは、通常豚や魚などのコラーゲンだけから作られており、無添加です。

ゼラチンパウダーは、古くから使われている食品です。［ゼライス］の発売は、1953年（昭和28年）と古く、多くの消費者に親しまれてきました。また、ゼラチンパウダーは、市販のコーヒーゼリーやフルーツゼリー、グミなどにも広く使われています。これまでにゼラチンパウダーで問題が発生したという話は聞いたことはなく、無添加ということでもあり、安全性は高いと考えられます。

なお、ゼラチンはたんぱく質の一種なので、それにアレルギー反応を起こす人がごくまれにいます。ですから、ゼラチンにアレルギー反応を起こす人は、十分注意して下さい。

ンペプチドであり、その割合は71%です。ですから、［ゼライス］のほうがコラーゲンの割合がだいぶ高いことになります。

また、［ゼライス］は無添加なので、安心して食べることができます。添加物による口内や胃粘膜に対する刺激の心配もありません。値段は、6袋＋1袋（増量）で200円（税別）前後です。また、14袋入りもあり、400円（税別）前後です。ですから、1か月に5箱（7袋入り）を使ったとしても、1000円くらいで済むのです。

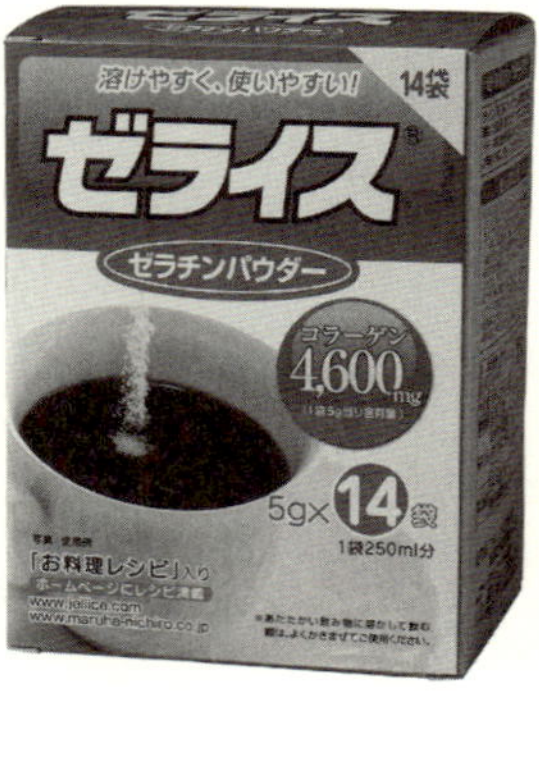

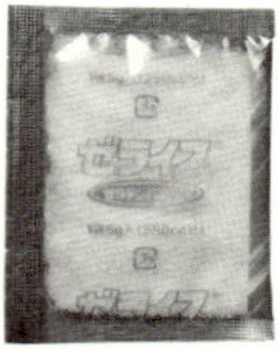

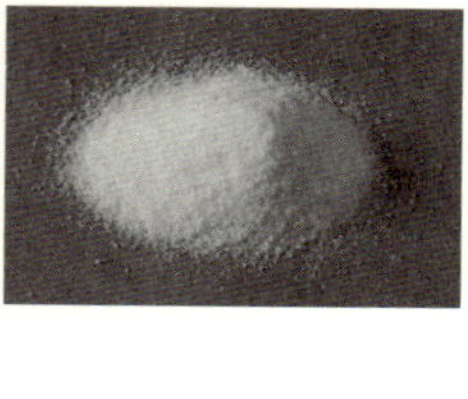

名　　称	粉末ゼラチン
原 料 名	ゼラチン
内 容 量	35g（5g × 7 袋）
賞味期限	底部に記載
製 造 者	ゼライス株式会社（宮城県多賀城市栄 4-4-1）
販 売 社	マルハニチロ株式会社（東京都江東区豊洲 3-2-20）

栄養成分表（1 袋 5g 当たり）

エネルギー	18kcal
たんぱく質	4.6g
脂　　質	0g
炭 水 化 物	0g
ナトリウム	12mg
コラーゲン	4,600mg

（分析値）

ゼライス

［ゼライス］は、ゼラチンパウダーの専門メーカーであるゼライス（宮城県多賀城市）が製造し、マルハニチロ食品が販売している製品です。［ゼライス］が発売されたのは、1953年（昭和28年）と古く、それ以降、長年製造・販売が続けられてきました。それゆえ、ゼラチンパウダーといえば［ゼライス］というくらい、代表的な製品になっています。私が小学生の時に、青果店やスーパーなどでも販売されていたのを覚えています。

それだけ長い間販売され続けているということは、製品の品質が安定しており、また、問題が発生していないということでしょう。スーパーの片隅に陳列されている地味な製品で、とくに宣伝もなされていませんが、消費者に本当に必要とされるものは、宣伝をしなくても売れるものなのです。

パッケージには、「『豚』由来コラーゲンたんぱく質食品」とあります。豚の皮や骨などのコラーゲンを原料に、アルカリ（消石灰）で処理されて、ゼラチンパウダーが作られています。コラーゲンが少し分解された状態のものなので、アミノ酸が変性するなどの心配はありません。中身は、1袋5gに小分けされています。5gのうち4600mg（4.6g）がたんぱく質＝コラーゲンで、その割合は92%に達します。ちなみに、［アミノコラーゲン］（明治）の場合、7g中5000mg（5g）がコラーゲ

ライス］と変わりありません。また、同様に無添加です。

値段は、6袋入りが180円（税別）前後です。また、13袋入りも売られていて、こちらは330円（税別）前後です。

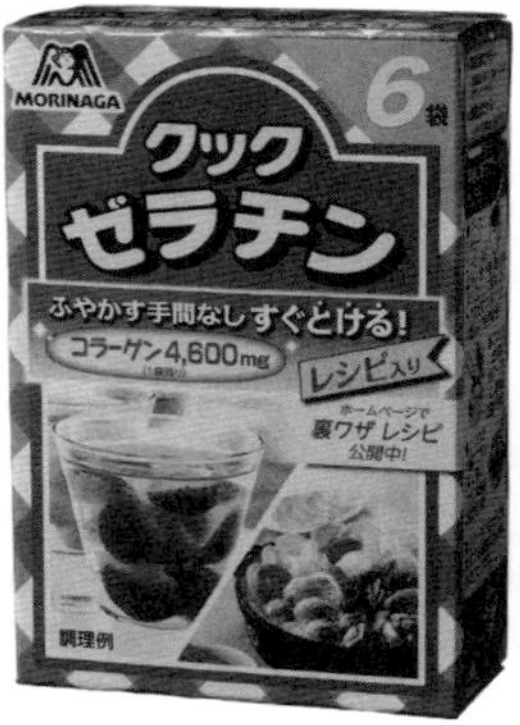

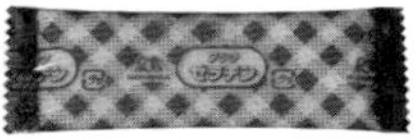

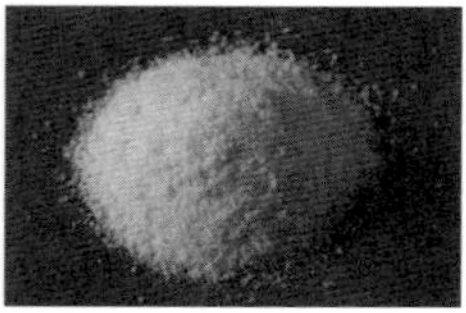

名　称	ゼラチン
原料名	ゼラチン
内容量	30g（5g × 6 袋）
賞味期限	底面に記載
保存方法	高温・多湿を避けて保存してください
販売社	森永製菓株式会社（東京都港区芝 5-33-1）

栄養成分表（1袋当たり）

熱　量	18kcal
たんぱく質	4.6g
脂　質	0g
炭水化物	0g
ナトリウム	19mg
コラーゲン	4,600mg

クックゼラチン

［クックゼラチン］は、森永製菓が販売している製品です。製造している会社は表記されていないので、不明です。森永製菓に問い合わせても、「別の会社です」というだけで、会社名は教えてもらえませんでした。製造者がどこか表示されていないのは、消費者にとっては不安要素の一つとなります。

また、［ゼライス］の場合、「『豚』由来コラーゲンたんぱく質食品」と、コラーゲンの由来が表示されていますが、［クックゼラチン］には表示されていません。そこで、森永製菓のホームページを見ると、次のような説明がありました。

「クックゼラチンはBSE非発生国の牛由来原料を使用しており、厚生労働省が規定している脳、脊髄、眼、回腸遠位部の特定危険部位は使用しておりません。特定危険部位以外のBSE感染性は認められていません。ゼラチンは、製造工程でBSEの感染性をなくす強い酸処理や長時間のアルカリ処理の工程があり、安全性が認められた製品です」

つまり、牛から得られたコラーゲンが原料として使われているということです。牛の場合、一時BSE（牛海綿状脳症）が問題となりましたが、それを起こす可能性のある危険部位は使っていないということです。

［クックゼラチン］の場合も、1袋5gに小分けされています。5gのうち4.6gがたんぱく質＝コラーゲンであり、これは［ゼ

です。

（以上、［ゼライス］、［クックゼラチン］、［Vマーク　バリュープラス　ゼラチン］を紹介しましたが、このほかにも、数多くのゼラチンパウダー製品があります。インターネット通販でも、様々なゼラチンパウダー製品が売られています。原材料の由来や、添加物が使われていないかなどに注意して、納得できるものをご自分で選んでみて下さい）

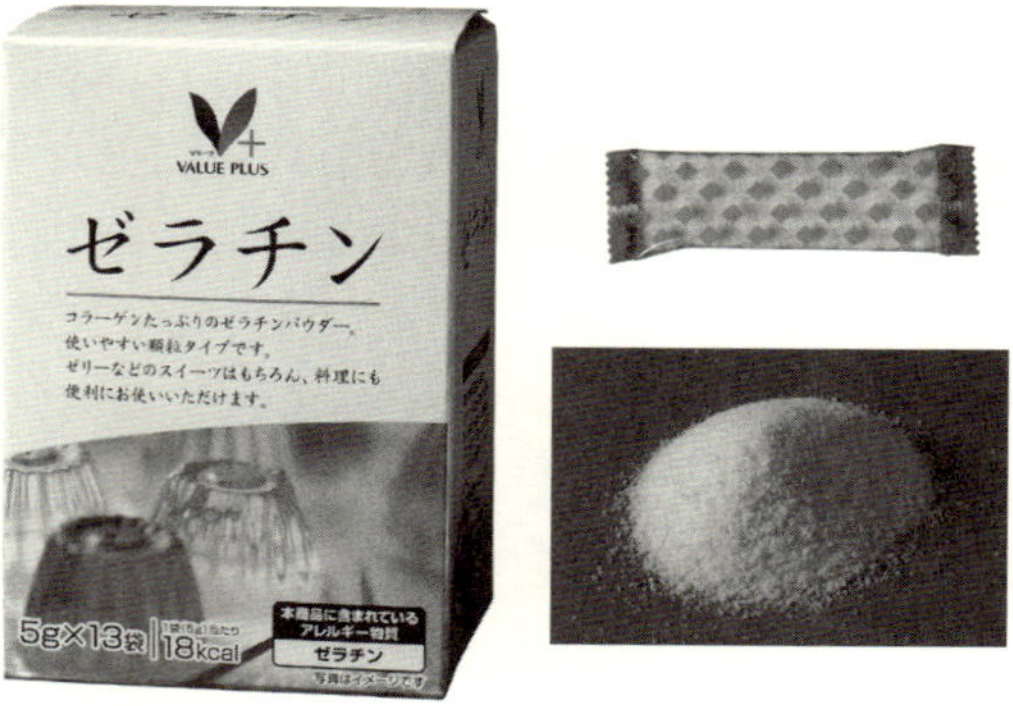

名　　称	粉末ゼラチン
原 料 名	ゼラチン
内 容 量	65g（5g × 13 袋）
賞味期限	底面に記載
保存方法	直射日光、高温・多湿を避けて保存してください
販 売 社	株式会社朝日 ATE（神奈川県川崎市宮前区宮崎 5-14-4）
総販売元	株式会社八社会（東京都渋谷区恵比寿 1-19-15）

栄養成分表（1 袋 5g 当たり）

エネルギー	18kcal
たんぱく質	4.4g
脂　　質	0g
炭水化物	0g
ナトリウム	20mg
コラーゲン	4,450mg
食塩相当量	51mg

（株）朝日調べ

Vマーク バリュープラス ゼラチン

［V マーク　バリュープラス　ゼラチン］は、八社会という会社が販売するゼラチンパウダーです。八社会とは、私鉄系スーパー 8 社（小田急商事、京王ストア、京成ストア、京急ストア、相鉄ローゼン、東急ストア、東武ストア、アップルランド）の共同出資により、設立された会社です。1982 年に共同仕入れによるメリットの追求と無駄を省いた価値ある商品を低価格で開発することに合意し、プライベートブランドである「V マーク商品」の開発に着手。現在数多くの V マーク商品を、私鉄系スーパーで販売しています。

［V マーク バリュープラス　ゼラチン］は、1 袋 5g あたり、コラーゲンを 4450mg 含んでおり、添加物は使われていません。パッケージには、「ゼラチンはコラーゲン（豚）由来たんぱく質を抽出精製して作られています」とあります。豚の骨や皮などのコラーゲンを原料としているようです。なお、総発売元は八社会となっており、販売者は朝日 ATE となっていますが、製造者は表示されていません。

［ゼライス］や［クックゼラチン］の場合、中にしおりが入っていて、そこにゼラチンパウダーを使った料理などが紹介されているのですが、この製品には、しおりは入っていません。小分けされたゼラチンパウダーが入っているだけなのです。値段は、5g 入りの小袋が 13 個入っていて、360 円（税別）

巻末付録２

ゼラチンパウダーの
簡単な食べ方

コーヒーゼリーの作り方

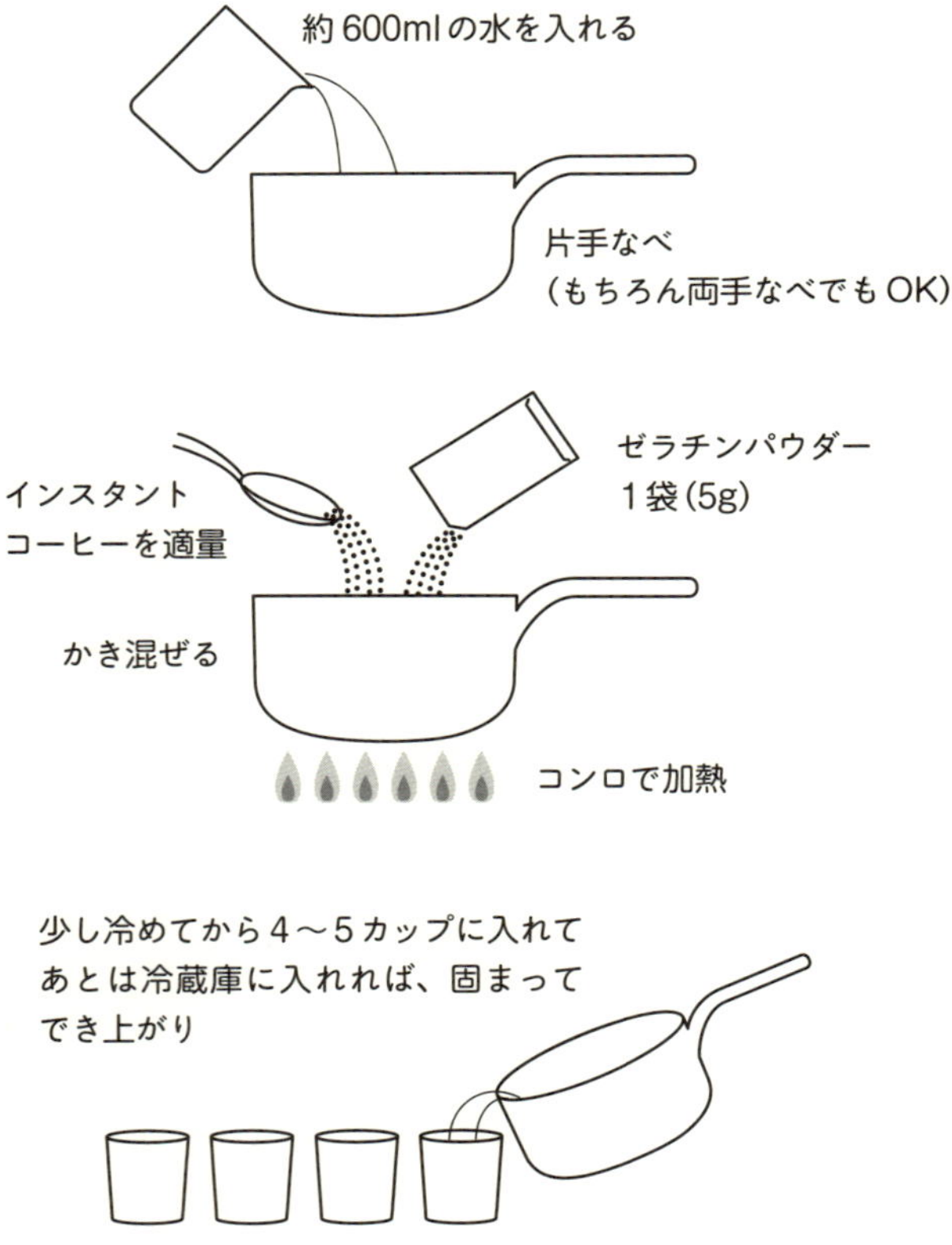
約600mlの水を入れる
片手なべ
（もちろん両手なべでもOK）
インスタント
コーヒーを適量
ゼラチンパウダー
１袋（5g）
かき混ぜる
コンロで加熱
少し冷めてから４～５カップに入れて
あとは冷蔵庫に入れれば、固まって
でき上がり

※添付のしおりには、水250mlにゼラチンパウダー１袋（5g）を入れるとなっているが、コーヒーゼリーが固くなってしまう

コーヒーゼリーの作り方２

やかん、またはは電子ポットでお湯を沸かす

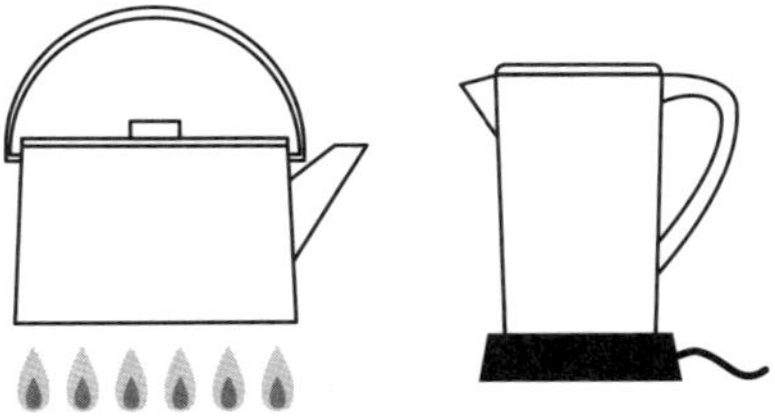

お湯をボウルなどの器に
600mlくらい入れる

インスタントコーヒーと
ゼラチンパウダー１袋(5g)
を入れてかき混ぜる

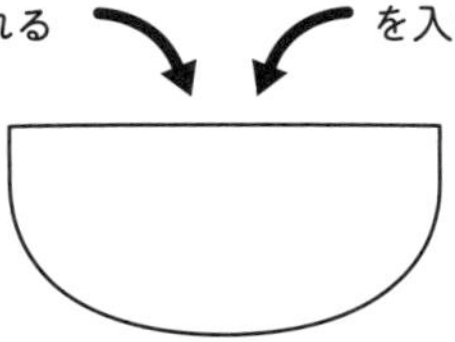

少し冷めてから
４～５カップに入れて、
冷蔵庫に入れる

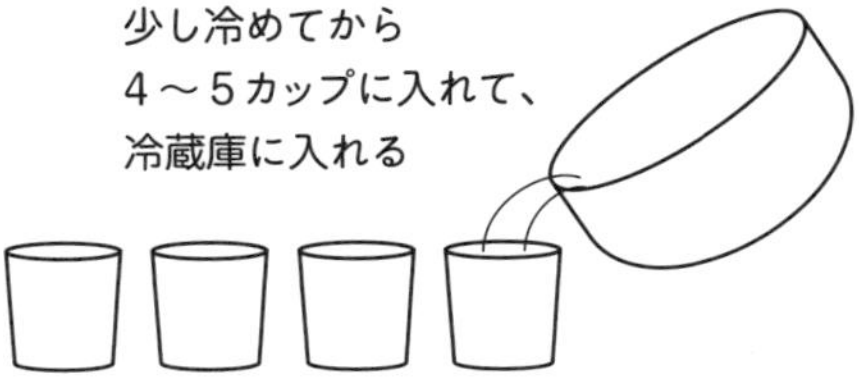

フルーツゼリーの作り方

オレンジジュースやグレープジュースなど約500ml
を40℃くらいに温める。

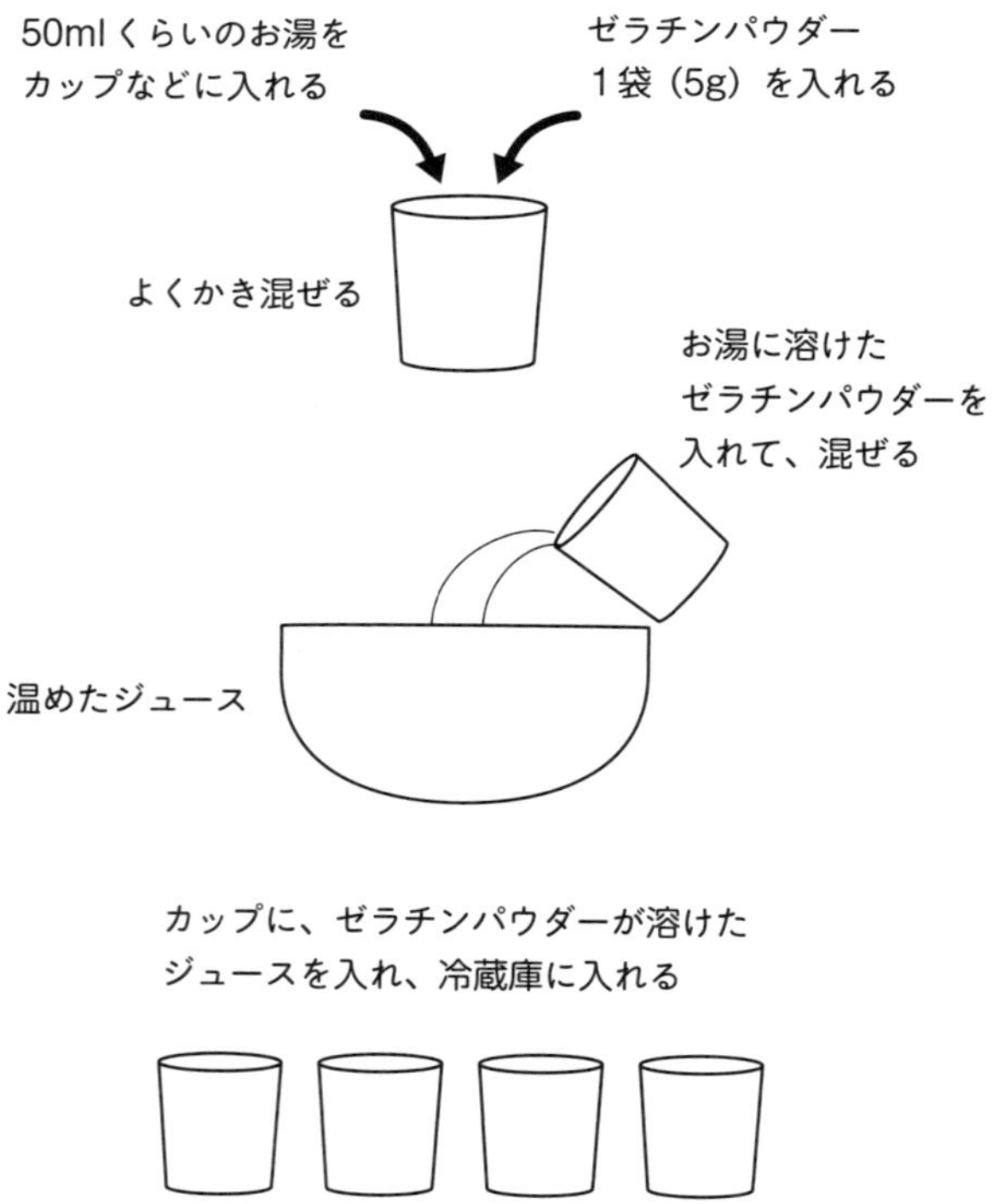
50mlくらいのお湯を
カップなどに入れる
ゼラチンパウダー
1袋（5g）を入れる
よくかき混ぜる
お湯に溶けた
ゼラチンパウダーを
入れて、混ぜる
温めたジュース
カップに、ゼラチンパウダーが溶けた
ジュースを入れ、冷蔵庫に入れる

牛乳ゼリーの作り方

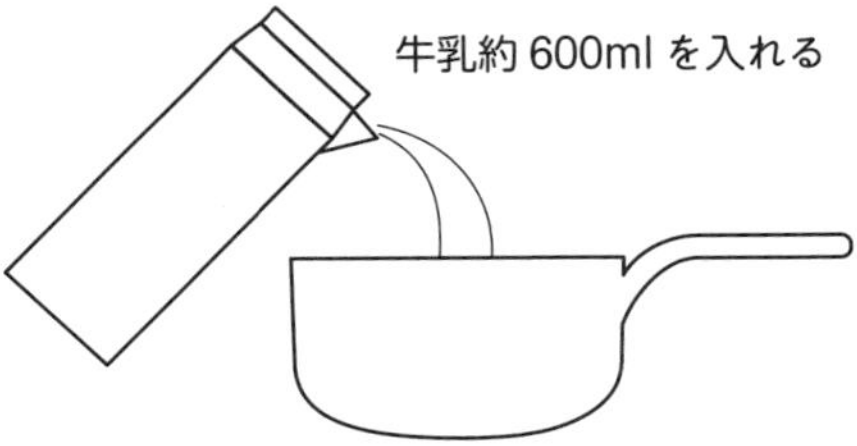

牛乳約 600ml を入れる

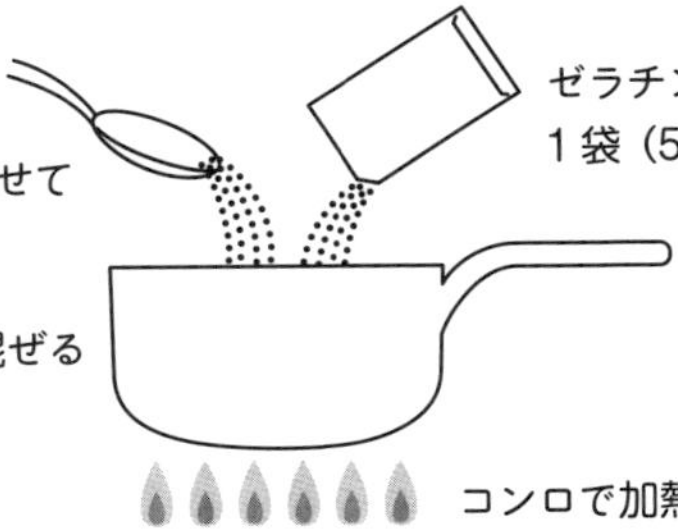

ゼラチンパウダー
1 袋（5g）

砂糖を好みに合わせて
適量入れる

かき混ぜる

コンロで加熱

少し冷めてから
カップに入れて、冷蔵庫で冷やす

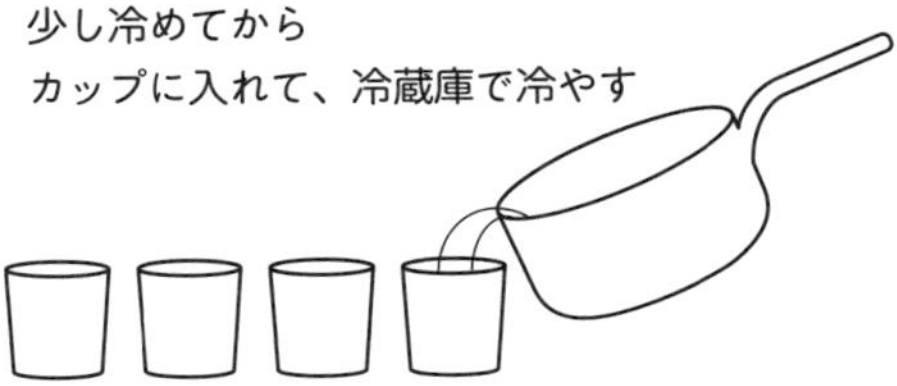

カフェオレに混ぜて飲む

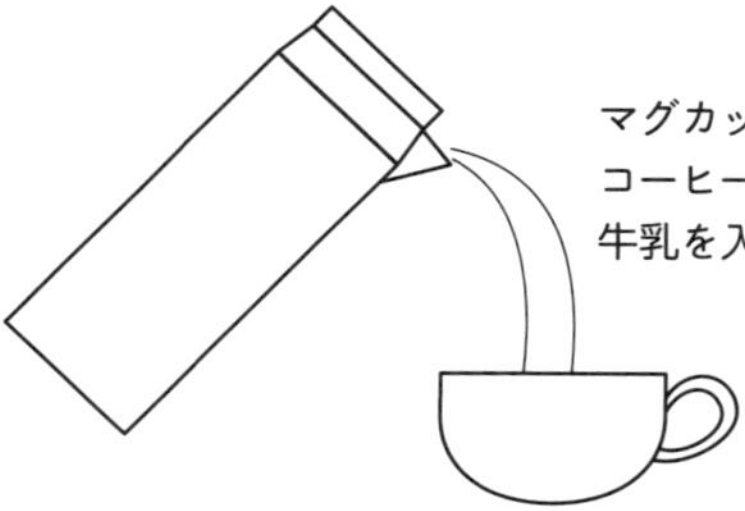

マグカップまたは
コーヒーカップに
牛乳を入れる

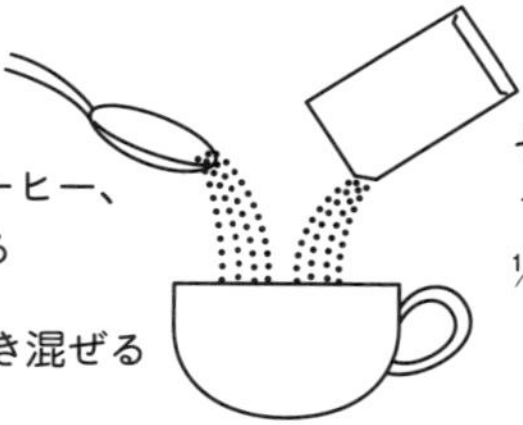

インスタントコーヒー、
砂糖を適量入れる

ゼラチンパウダー
1袋（5g）の
¼から⅓を入れる

かき混ぜる

電子レンジで温めてでき上がり

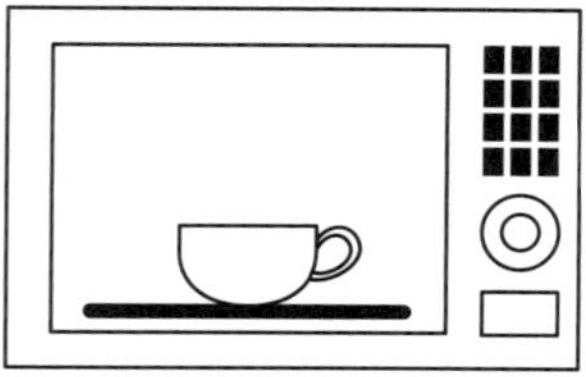

カフェオレに混ぜて飲む２

鍋に牛乳を入れる

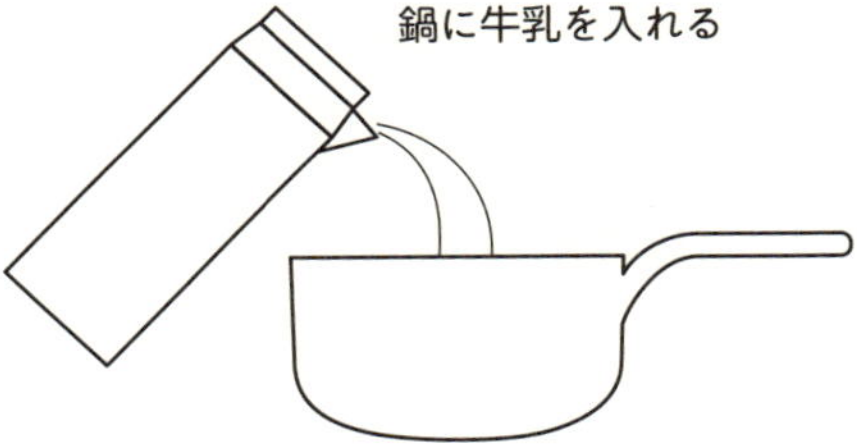

ゼラチンパウダー
１袋（5g）の
$\frac{1}{4}$から$\frac{1}{3}$を入れる

インスタントコーヒー、砂糖を適量入れる

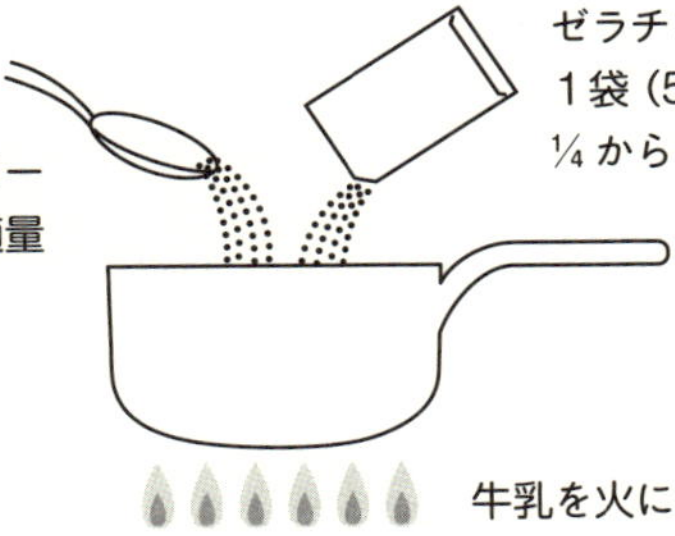

牛乳を火にかけて温める

温まったゼラチンパウダー入りのカフェオレをカップに入れて飲む

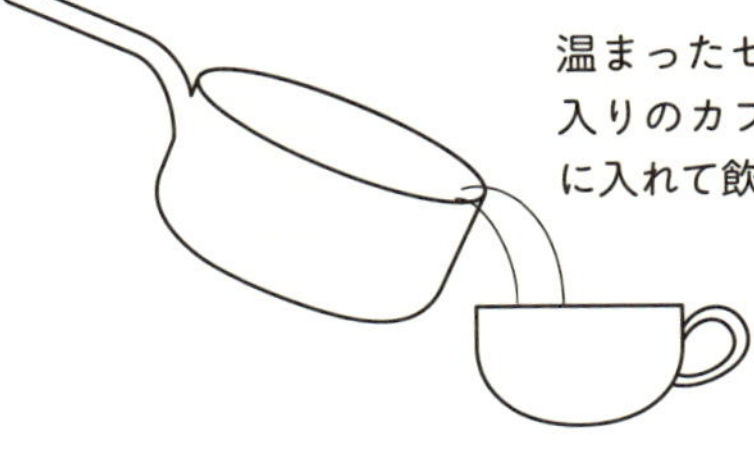

みそ汁に混ぜて飲む

通常通りみそ汁を作る

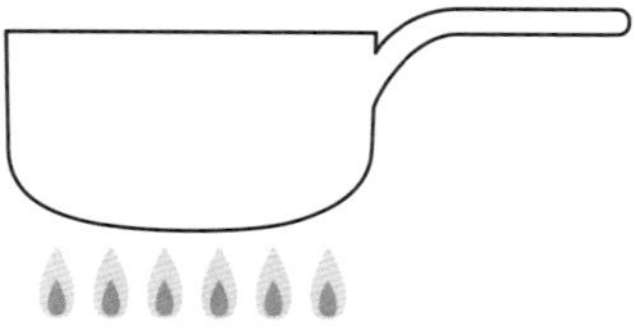

ゼラチンパウダー１袋（5g）の¼から⅓を入れて、かき混ぜて飲む。ゼラチンパウダーはよく溶けるので、違和感はない

みそ汁を注ぐ

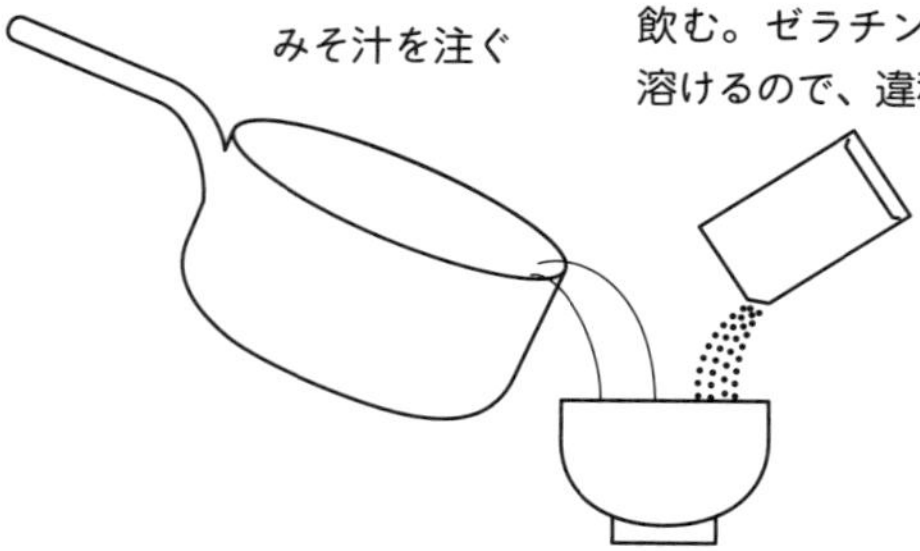

みそ汁に混ぜて飲む２
—簡単なみそ汁の作り方—

やかん、または電子ポットでお湯を沸かす

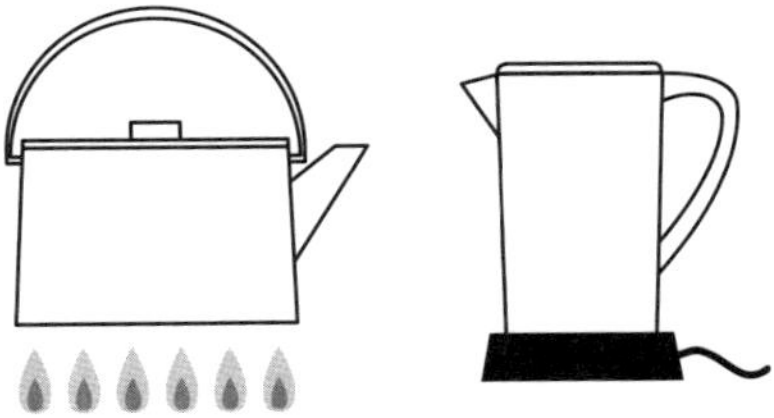

おわんに、みそと粉末だし、乾燥ワカメなどを入れる。さらにゼラチンパウダーを入れる

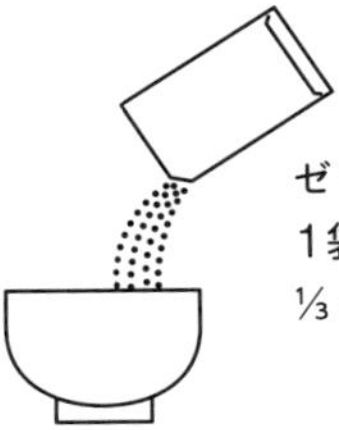

ゼラチンパウダー１袋（5g）の¼から⅓を入れる

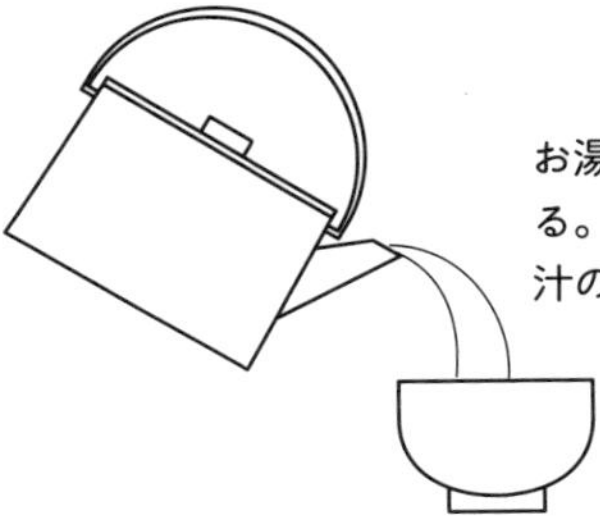

お湯を注いでよくかき混ぜる。みその風味の強いみそ汁のでき上がり

お茶に混ぜて飲む

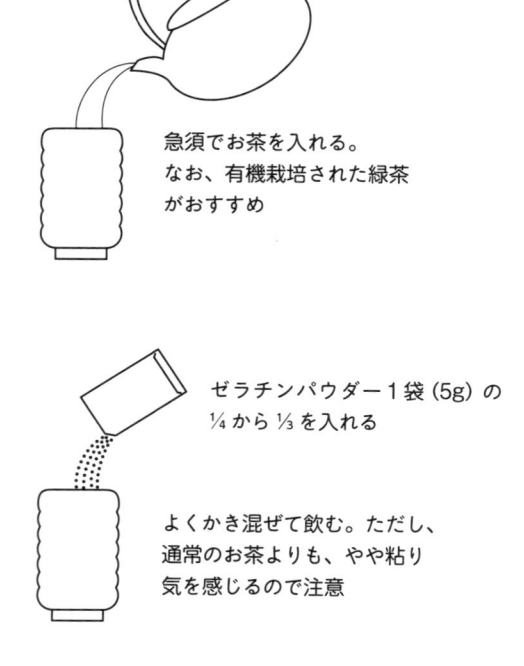

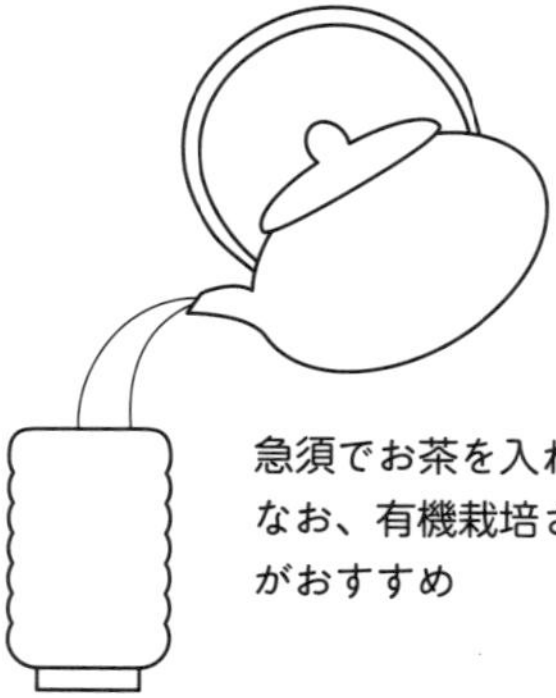

急須でお茶を入れる。
なお、有機栽培された緑茶
がおすすめ

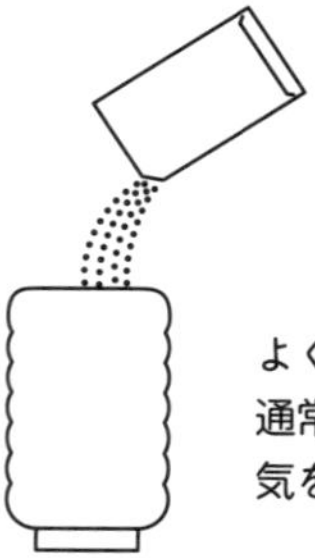

ゼラチンパウダー１袋（5g）の
¼から⅓を入れる

よくかき混ぜて飲む。ただし、
通常のお茶よりも、やや粘り
気を感じるので注意

お湯に溶かして飲む

湯のみ、またはコーヒーカップ
などにお湯を入れる

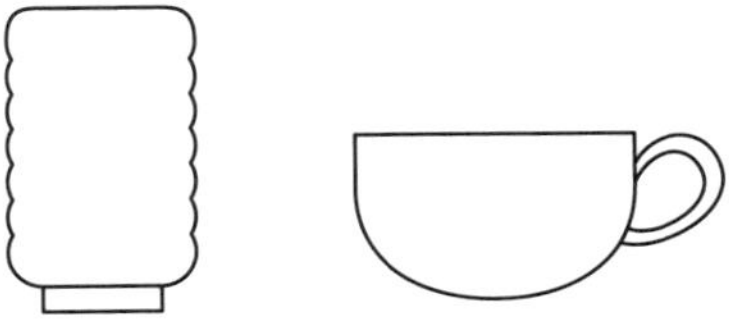

ゼラチンパウダー１袋（5g）の
¼から⅓を入れる

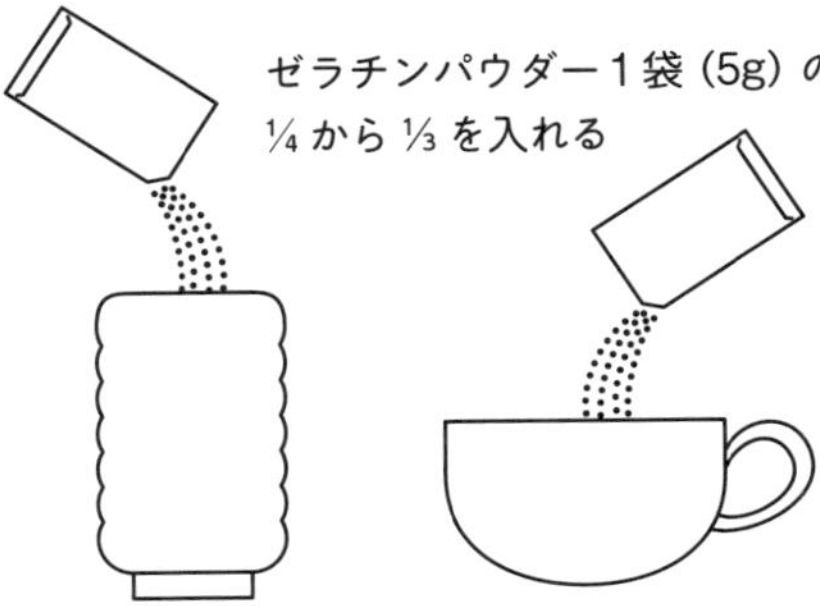

よくかき混ぜて飲む。ただし、やや粘り気
を感じるので注意

コーヒーに混ぜて飲む

インスタントコーヒーでコーヒーを作る。
または、レギュラーコーヒーでコーヒーを作る

ゼラチンパウダー1袋（5g）の¼から⅓
を入れる
好みに応じてミルクや砂糖を入れる

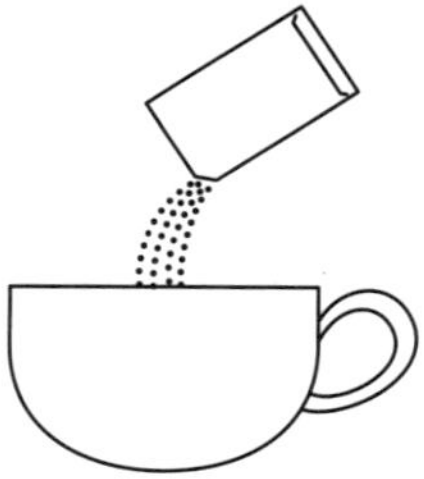

よくかき混ぜて飲む。ブラックの場合、
やや粘り気を感じる

ポン酢ジュレの作り方

鍋に、ポン酢80ml、水100ml、ゼラチンパウダー1袋（5g）の半分くらいを入れる

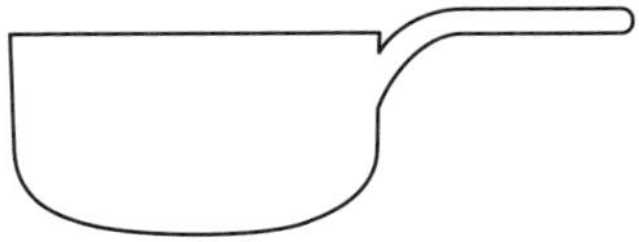

コンロで加熱しながら、よく混ぜる

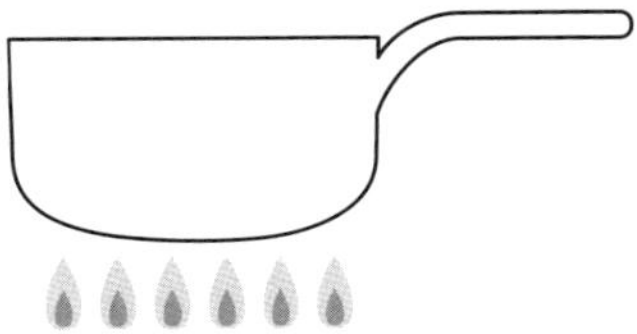

少し冷めてから平らな容器に入れて、冷蔵庫で固めて、ジュレにする

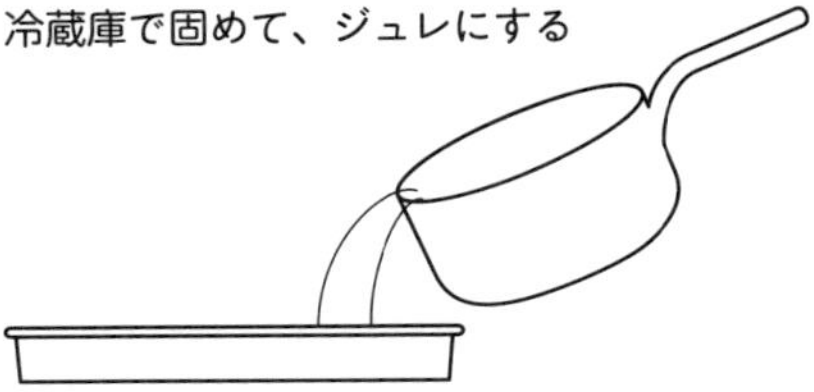

おわりに

誰しも「健康に長生きしたい」と思っていることでしょう。誰だって、早死にしたくないし、病気にもなりたくないはずです。でも、どうしても体にいろいろな障害が現れるものです。とくに年齢を重ねるとともに、障害が現れやすくなります。それだけ、現代は、体に障害をひき起こす要因が多いということです。

逆に見れば、健康に長生きするためには、体にとっての負の要因を減らして、プラスになることを積極的に行なう必要があるのです。そのプラスになることの一つが、「ゼラチンを食べる」ということなのです。

人間の体は主に水とたんぱく質でできており、1日に体重の1000分の1のたんぱく質を補わなければなりません。体重が60kgの人なら、60gをとる必要があるのです。ちなみに、豚バラ肉420g、鶏もも肉300g、牛ロース肉430gを食べると、60g程度のたんぱく質を摂ることができます。

そのたんぱく質のほんの一部をゼラチンパウダーで摂るようにすればいいのです。コーヒーゼリーとして食べたり、みそ汁やカフェオレに直接入れるなどして。そうするだけで、全身の血管が丈夫になり、軟骨や骨がしっかりして、肌もしっとりすべすべになるのです。こんなに楽で簡単で、しかも安い方法はありません。

日本人は世界一長寿などといわれていますが、いくら長生きしても、病気がちであったり、寝たきりというのでは、本人や家族も辛い状態になってしまいます。長生きするなら、健康でいたいもの。そのためには、体の基礎をしっかりさせることです。それができていなければ、健康に長生きすることはできません。ゼラチンをおいしく食べて、体の基礎をしっかりさせて、健康に長生きしましょう。

２０１４年11月

渡辺雄二

渡辺雄二 わたなべゆうじ

科学ジャーナリスト。1954年生まれ、栃木県出身。千葉大学工学部合成化学科卒業後、消費生活問題紙の記者を経て、82年からフリーの科学ジャーナリストとなる。執筆や講演で食品、環境、医療、バイオテクノロジーなどの諸問題を消費者の視点で提起し続けている。著書にミリオンセラーとなった『買ってはいけない』（共著、金曜日）、『食べてはいけないお弁当 食べてもいいお弁当』（だいわ文庫）、『体を壊す10大食品添加物』『体を壊す13の医薬品・生活用品・化粧品』（幻冬舎新書）、『お菓子の危険度調べました』（三才ブックス）、『危ない食品添加物ハンドブック』（主婦と生活社）、『がんになる29の添加物を食べずに生きる方法』（宝島社）、『使うならどっち!?』（サンクチュアリ出版）、『アレルギーを防ぐ37の真実』（小社刊）などがある。

健康に長生きしたけりゃ
ゼラチンを食べなさい

発行日　2014年11月25日　第1刷発行
発行日　2017年5月15日　第5刷発行

著　者　渡辺雄二
編集人
発行人　阿蘇品蔵
発行所　株式会社青志社
〒107-0052 東京都港区赤坂6-2-14 レオ赤坂ビル4F
（編集・営業）Tel : 03-5574-8511　Fax : 03-5574-8512
http://www.seishisha.co.jp/

印　刷
製　本　慶昌堂印刷株式会社

ISBN 978-4-905042-97-6 C0095